Abnehmen mit Genuss!

HAIGES-METHODE

Philipp Haiges

Stocker stv

Autor:	**Philipp Haiges – Co-Autor: Julian Haiges**
Satz & Layout:	**Thomas Baumgartner, Wolfgang F. Böhm, Bestideas.at**
Fotos:	**Werner Krug, der Krug.at**
Food-Design:	**Philipp Haiges, Hans-Jörg Gloderling**
Illustrationsfotos:	**Thomas Baumgartner, Günter Hauer, sxc.hu, Stocker Verlag, zum Teil ohne Kennung**
Druck und Bindung:	**Druckerei Theiss GmbH, 9431 St. Stefan im Lavanttal**

Bibliographische Information der Deutschen Nationalbibliothek
Die Deutsche Nationalbibliothek verzeichnet diese Publikation in der Deutschen Nationalbibliographie;
detaillierte bibliographische Daten sind im Internet über http://dnb.d-nb.de abrufbar.

Auf Wunsch senden wir Ihnen gerne kostenlos unser Verlagsverzeichnis zu:

Leopold Stocker Verlag GmbH
Hofgasse 5 / Postfach 438
A-8011 Graz
Tel. +43 (0)316/821636
Fax. +43 (0)316/835612
E-Mail: stocker-verlag@stocker-verlag.com
www.stocker-verlag.com

Hinweis: Dieses Buch wurde auf chlorfrei gebleichtem Papier gedruckt. Die zum Schutz vor Verschmutzung verwendete Einschweißfolie ist aus Polyethylen chlor- und schwefelfrei hergestellt. Diese umweltfreundliche Folie verhält sich grundwasserneutral, ist voll recyclingfähig und verbrennt in Müllverbrennungsanlagen völlig ungiftig.

ISBN 978-3-7020-1292-2

HAIGES-METHODE

Abnehmen mit Genuss!

HAIGES-METHODE

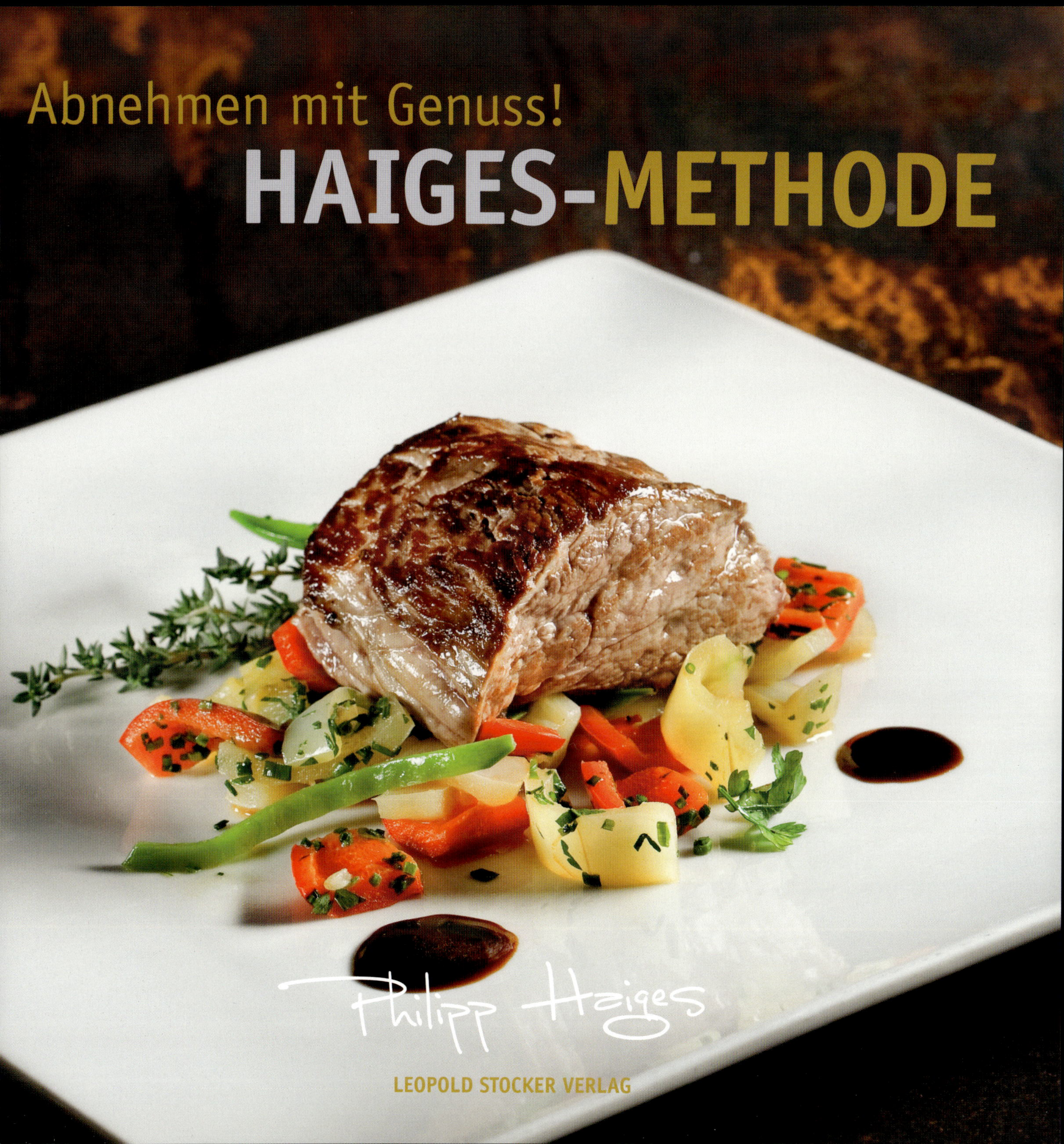

Philipp Haiges

LEOPOLD STOCKER VERLAG

INHALT

Abnehmen ist gar nicht so schwierig und kann sogar mit absolutem Genuss verbunden sein. Das Buch, das Sie gerade in Ihren Händen halten, erbringt den Beweis.
Verschaffen Sie sich hier einen Überblick, wie Sie Ihrem Körper etwas Gutes tun können und ganz ohne Jo-Jo-Effekt abnehmen!

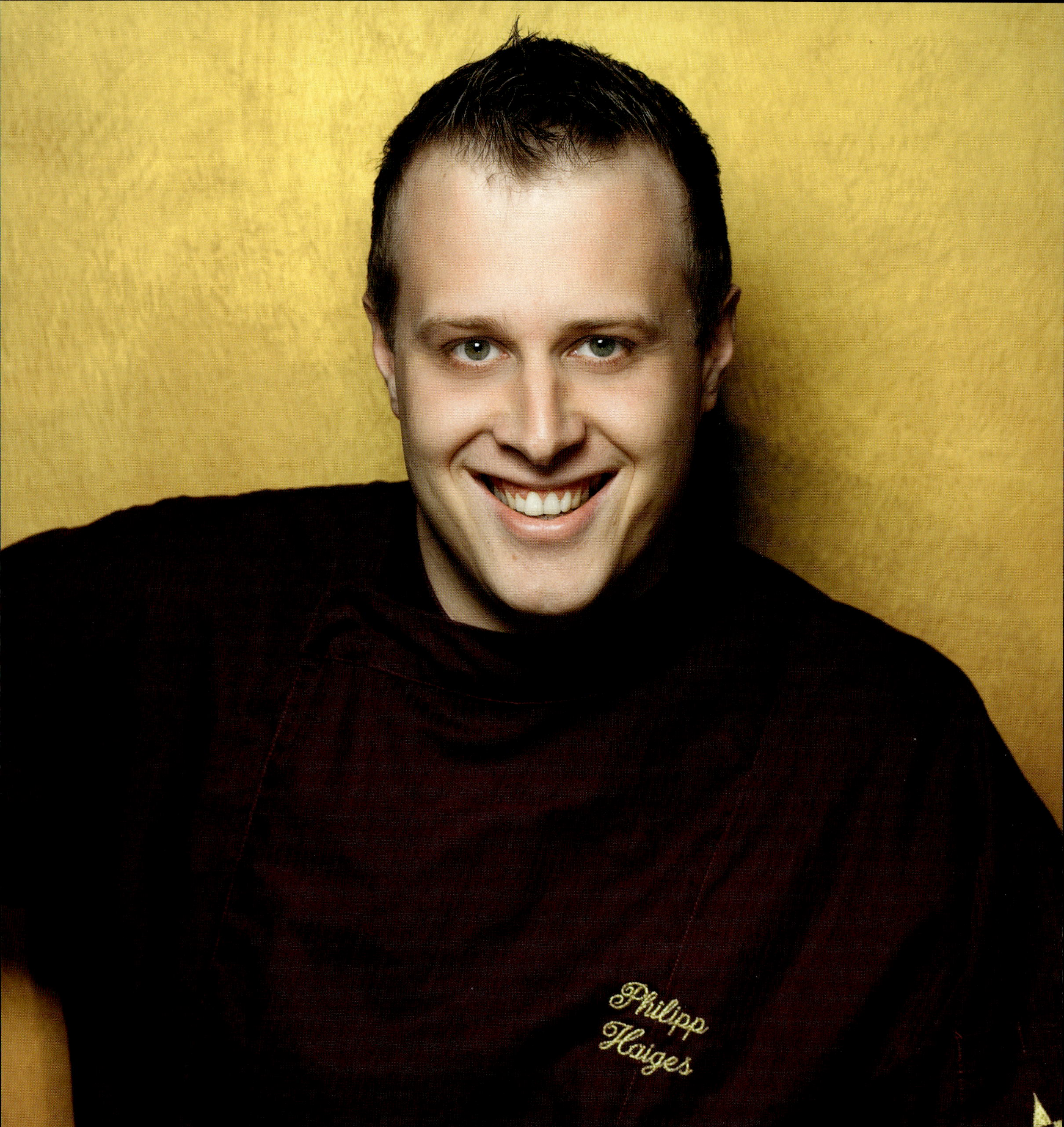
Philipp
Haiges

VORWORT

Ich neigte schon immer dazu, ein bisschen „fester" zu sein. Als mir mein Gewicht dann auch gesundheitliche Probleme bereitet hat, habe ich verzweifelt versucht, abzunehmen. Nachdem ich ein paar Diäten ausprobiert habe, die meist mit Hunger verbunden waren, verlor ich zwar jeweils einige Kilogramm, hatte diese jedoch unglaublich schnell wieder auf den Rippen.

Diese Quälerei wollte ich nicht mehr mitmachen und habe mir ernsthafte Gedanken über das Abnehmen an sich gemacht. Nach ausgiebigen Recherchen konnte ich kein Ernährungskonzept finden, das mir zusagte. Die meisten Diäten sind mit sehr viel Zeitaufwand verbunden, man muss viel Sport betreiben oder man leidet Hunger und braucht sehr viel Disziplin, um auch wirklich durchzuhalten. Sehr nervenaufreibend fand ich auch das Kalorienzählen: Schon der Gedanke daran, bei jedem Lebensmittel penibel in einer Tabelle nachsehen zu müssen, schreckte mich ab. Punktezählen war auch nicht viel besser, und daher brach ich die meisten Diäten nach kurzer Zeit wieder ab. Dass Abnehmen kein reines Vergnügen ist und mit Verzicht zu tun hat, war mir immer klar, aber dass es so eine extreme Quälerei werden würde, hatte ich mir nicht träumen lassen.

Abnehmen ist eine Wissenschaft für sich. Mein Traum, schnell ein paar Kilo zu verlieren, war sehr schnell geplatzt.

Also habe ich mich ins World Wide Web auf eine Odyssee begeben, die länger dauern sollte als vermutet. Hätte ich gewusst, wie viel Zeit es benötigt, um sich ausreichend über Ernährungsgrundlagen zu informieren, hätte ich es aus Faulheit gelassen. Am meisten schockiert hat mich, dass mein Laien-Wissen über Ernährung anscheinend total veraltet war. Dennoch fiel es mir schwer, die alten Weisheiten zu vergessen.

Alles in allem waren diese Anfänge schon sehr anstrengend, man darf nicht vergessen, dass ich neben meiner „Lernphase" täglich 14 Stunden im Restaurant Carl gearbeitet habe. Andererseits muss ich sagen, dass mir die intensive Beschäftigung mit diesem Thema nie wie Arbeit vorkam. Bald war mir klar, dass ich ein eigenes Ernährungskonzept zum Abnehmen entwickeln wollte, und mit jeder Studie und jedem Erfahrungsbericht konnte ich das Licht am Ende des Tunnels immer deutlicher sehen, bis meine persönliche Abnehm-Methode schließlich konkrete Formen annahm.

Mit meinem neu erworbenen Wissen über Inhaltsstoffe, Säuren und Basen habe ich Essen plötzlich in einem ganz anderen Licht gesehen. Vorher wusste ich nur, was man tun muss, damit es gigantisch schmeckt. Jetzt weiß ich auch, was unser Körper damit anfängt und warum. Es war ein langer Lernprozess; in jedem einzelnen von mir für die Haiges-Methode entwickelten Rezept steckt viel Arbeit, Wissen, aber auch Spaß. Die Haiges-Methode hat meinen Horizont enorm erweitert, und ich bin froh, dieses Riesenprojekt gestartet zu haben. Mit meinen nunmehrigen Kenntnissen über die Ernährung war mir auch bald klar, warum viele Diäten nicht funktionieren. So habe ich meine eigenen Schwerpunkte festgelegt und war mit meiner eigenen Diät unglaublich erfolgreich. Erstaunlich war auch, dass ich kaum zugenommen habe, als ich mich wieder normal ernährte. Nachdem ich einiges an Gewicht verloren hatte, wurde ich ständig darauf angesprochen und ausgefragt. Zu diesem Zeitpunkt habe ich noch überhaupt nicht daran gedacht, mein neu erworbenes Wissen der Öffentlichkeit bereitzustellen. Die Entscheidung zur Veröffentlichung meiner persönlichen „Erfolgsdiät" war gefallen, als mir mein Bruder, der in der IT-Branche tätig ist, anbot, eine Webseite zur Haiges-Methode zu erstellen. Mein Bruder brachte also all meine Ideen und Rezepte in das World Wide Web. Ein guter Freund kümmerte sich um das Design, und www.haiges-methode.com, die Plattform für alle, die effektiv abnehmen möchten, war geboren. Ich hätte nie gedacht, irgendwann eine eigene Seite mit eigenem Inhalt zu betreiben. Es ist wirklich gigantisch, welche Möglichkeiten man dadurch hat, und ich bin froh, über das Internet meine Idee vielen Menschen nahebringen zu können. Aber einfach war auch dieser Start nicht. Flexibilität ist ein Segen und Fluch zugleich. „Schnell" mal was zu ändern – das gibt es wohl im Internet nicht. Erst wenn man sieht, wie viel Arbeit damit verbunden ist, eine Internet-Plattform zu betreuen, verkraftet man die eine oder andere Werbung auf Webseiten, die einen vorher extrem gestört hat.

Wichtige Voraussetzung: wissen, was man zu sich nimmt!

Übrigens:

Wenn Sie auf www.haiges-methode.com folgenden Code eingeben: genussvoll-abnehmen, sind Sie berechtigt, im ersten Monat für 5 Euro die persönliche Betreuung zu genießen.

Der Pluspunkt: noch mehr Rezepte und Tipps und vor allem die persönliche Betreuung von mir.

WAS STECKT NUN DAHINTER?

Genussvolles Essen und Abnehmen schließen sich nicht aus. Es hat keinen Sinn, eine Diät auf Lebensmitteln aufzubauen, die einem nicht schmecken und die man sonst eigentlich nie essen würde. Deshalb ist es wichtig, zu wissen, was man essen darf und was man vermeiden sollte, denn in der Fülle der verbleibenden „erlaubten" Lebensmittel findet sich für jeden Geschmack etwas!

– Hunger sollte nie Bestandteil einer Diät sein. Im Gegenteil: Bei der Haiges-Methode ist es wichtig, Hungerattacken zu vermeiden. Das gelingt nur, indem man isst, wenn man Hunger verspürt. Natürlich kommt es darauf an, dass man „vernünftige" Mahlzeiten zu sich nimmt.

– Man sollte es vermeiden, jeden Tag auf die Waage zu steigen, da das Gewicht zunächst stark schwanken kann und dies eher demotivierend wirkt. Besser ist es, in den Spiegel zu schauen, dort wird der Erfolg schneller sichtbar sein. Bereits in den ersten zwei Wochen werden Sie merken, was für ein Potenzial in der Haiges-Methode steckt.

– Bei der Haiges-Methode muss man nicht einmal darauf verzichten, mit Freunden essen zu gehen, denn mit dem Grundlagenwissen, das in diesem Buch vermittelt wird, weiß man in jeder Situation, wie man sich nach der Haiges-Methode ernähren kann. Im Restaurant Carl wird beispielsweise sogar jedes Gericht auf Wunsch „Haiges-gerecht" serviert.

Unter diesen Voraussetzungen konnte ich persönlich erfolgreich abnehmen, und mittlerweile bestätigen viele meiner „Anhänger" die Effizienz und Nachhaltigkeit meiner Methode. Genießen also auch Sie die Haiges-Methode und nehmen dabei ab – und das nicht nur für kurze Zeit!

Und eins können Sie mir glauben:

Nichts schmeckt so gut wie das Gefühl, schlank zu sein.

Philipp Haiges

DIE HAIGES-METHODE

ABNEHMEN MIT GENUSS

Wie zuvor kurz angesprochen, basiert die Haiges-Methode darauf, dass man nicht auf Genuss verzichten und auch nicht hungern muss. Eine Haiges-Mahlzeit schmeckt hervorragend, wie Sie beim Nachkochen unserer Rezepte feststellen werden. Sie sollte viele Proteine sowie gute Fette enthalten, kohlenhydratearm sein, und Gemüse oder Salat in jeglicher Variation dürfen auf keinen Fall fehlen.

> Die Methode basiert auf einer kohlenhydratearmen Ernährung.

Im Kapitel „Freund und Feinde" gibt es eine Auflistung einiger Beispiele empfehlenswerter Nahrungsmittel und jener, auf die man verzichten sollte.

Die Zutaten sollten so frisch wie möglich sein – je frischer, desto besser! Auf Zusätze oder Halbfertigprodukte verzichtet man am besten ganz.

Wenn Sie jedoch verpackte Ware kaufen, gewöhnen Sie sich an, die Angabe über die enthaltenen Inhaltsstoffe durchzulesen, um ein Gefühl dafür zu bekommen, in welchen Lebensmitteln wie viele Kohlenhydrate stecken.

Abnehmen ohne zu hungern erscheint wahrscheinlich vielen, die bereits an anderen Diäten gescheitert sind, als illusorisch. Aber tatsächlich ist es bei der Haiges-Methode wichtig, etwas zu essen, wenn man hungrig ist.

Natürlich kommt es dabei darauf an, das „Richtige" zu essen. Denn durch Essen soll man den Körper mit „Arbeit" und nicht mit unnötigen Kalorien versorgen. Das erreichen wir mit Nahrung, die der Körper erst aufwändig verdauen muss, bevor er etwas damit anfangen kann.

Wenn man nun vier bis sechs kleinere Mahlzeiten pro Tag zu sich nimmt, hat der Körper immer etwas zu verarbeiten und wird kaum nach mehr verlangen.

So vermeidet man Hungerattacken, bei denen man dann möglicherweise alle Vorsätze über Bord wirft und unkontrolliert irgendetwas in sich hineinstopft. Dabei gibt es unzählige geeignete kleine Mahlzeiten für zwischendurch, z. B. schnell gemachte Antipasti, etwas Schinken, Fleisch oder Käse ohne Brot oder Magertopfen mit etwas Süßstoff und Milch.

In den folgenden Kapiteln erhalten Sie alle grundlegenden Informationen, wie Sie sich nach der Haiges-Methode ernähren können.

DER SCHLEMMERTAG

Etwas Positives gleich vorweg: Schummeln ist erlaubt!

Eine Diät – welche auch immer – zu beginnen, ist schön und gut, allerdings halten nur die ganz Harten das auf Dauer durch. Die Mehrheit wird sich weinend unter dem Tisch mit Süßigkeiten wiederfinden, um es bildlich auszudrücken. Psychologisch gesehen ist Schummeln eine emotionale Auszeit. Richtiges Schummeln will aber gelernt sein, denn wenn man beim Schummeln unzählige Kalorien zu sich nimmt, wird man garantiert nicht abnehmen! Schummeln ist bei den meisten Diäten verpönt. Bei Abnahmestillstand wird dazu geraten, durchzuhalten, weil diese Stagnation normal sei und man danach weiter abnehmen würde. Dass dieses eiserne Durchhalten nicht immer der beste Weg ist, ist ganz einfach zu erklären. Wenn nach Anfangserfolgen bei einer Diät plötzlich ein Stillstand eintritt bzw. gar der berüchtigte und gefürchtete Jo-Jo-Effekt, so sind dies einfach Anzeichen dafür, dass der Körper sich um seine Versorgung Sorgen macht und zu „sparen" beginnt (sprich: Fettreserven anlegt, anstatt diese abzubauen). Bei der Haiges-Methode muss man deshalb keine Angst haben, sich auch einmal gehen zu lassen, denn Schlemmertage helfen tatsächlich ungemein bei der Abnahme von Fett! Natürlich ist das Schlemmen die Ausnahme und nicht die Regel, daher wird einmal in der Woche geschlemmt, und dabei soll man dann auf kohlenhydratereiche Lebensmittel zurückgreifen und Fett vermeiden. Durch viele Kohlenhydrate schnellt der Stoffwechsel nach oben. Die verzehrten Kohlenhydrate werden in Form von Glukose zwischengespeichert. Der Körper wird diese nicht in Fett umwandeln, sondern füllt erst mal seine leeren Speicher. So signalisiert man dem Körper, dass die reduzierte Aufnahme von Kohlenhydraten nur eine „Ausnahme" war und ihm wieder genug zur Verfügung gestellt wird. Wenn der Körper weniger Kalorien als vorher bekommt, dann „spart" er. Doch durch den Schlemmertag verzögert man das Sparverhalten und nimmt trotz vieler Kalorien an einem Tag über die restlichen 6 Tage mehr ab. So betrachtet ist strategisches Schummeln ein wichtiger und auch schnellerer Weg, Fett zu verlieren. Es ist also besser, sich zu 92 % an die Diät zu halten als 100 %ig. Zudem bewahren Schlemmertage Diät-Haltende davor, für einen Kuchen oder andere Süßigkeiten morden zu wollen.

ESSEN IST ENERGIE

Als Makronährstoffe bezeichnet man Nährstoffe, die bei ihrer Verarbeitung Energie liefern. Man unterscheidet zwischen Kohlenhydraten, Proteinen und Fett. Kohlenhydrate sind die einzigen Energielieferanten, ohne die wir sehr gut leben können. Hingegen sind Fett und Proteine unverzichtbar!

Der Energiegehalt unserer Lebensmittel wird meistens in Kilojoule/Kilokalorien angegeben, wobei jedoch diese Werte noch lange nicht die Energie angeben, die unser Körper davon nutzen kann.

Eine Kalorie ist also noch lange nicht gleich eine Kalorie. Das mag jetzt verwirrend klingen, hängt jedoch damit zusammen, dass unser Körper nicht alle Lebensmittel, die wir ihm zuführen, sofort nutzen kann. Vieles muss erst aufwändig „verstoffwechselt" werden, bevor unser Körper etwas damit anfangen kann.

Der Stoffwechsel ist maßgeblich daran beteiligt, dass unser Blut zirkuliert, das Herz schlägt etc. Und er ist ausschlaggebend dafür, wie schnell wir Kalorien verbrauchen.

Wir verbrennen immer Kalorien, egal was wir machen, sogar im Schlaf, um beispielsweise unsere Lebensfunktionen aufrechtzuerhalten.

Was nun die unterschiedliche Energiezufuhr durch einzelne Nährstoffe betrifft, so muss man wissen, dass beim Verdauen schon ca. 10 bis 30 % in thermische Energie verloren gehen, dieser Wert variiert bei unterschiedlichen Lebensmitteln.

Proteine beispielsweise verlieren schon rund 25 % ihres Energiegehalts, bevor der Körper ihn nutzen kann. Das ist ein Grund, warum bei der Haiges-Methode auf die Zufuhr von Proteinen großer Wert gelegt wird.

Außerdem sind Proteine die Bausteine, die Muskeln aufbauen und dabei Kalorien verbrauchen.

So verbrennen wir doppelt, ohne Hunger zu leiden.

Versorgen Sie Ihren Körper mit „Arbeit" statt mit unnötigen Kalorien!

PROTEINE

Proteine (Eiweiße) sind Nährstoffe, die im Körper sehr wichtige Funktionen erfüllen. Sie zählen zu den Grundbausteinen unserer Muskeln, Organe, Bindegewebe und Knochen; überhaupt aller Zellen, denen sie Struktur verleihen. Weiters transportieren Proteine verschiedene Stoffe in Organe und Muskeln, katalysieren chemische Reaktionen und erkennen Signalstoffe. Sie unterstützen zudem noch unsere Verdauung in Form von Enzymen. Als Antikörper schützen sie vor Viren und Bakterien.

Proteine werden mit der Nahrung aufgenommen und bei der Verdauung in ihre Bestandteile zerlegt – in Aminosäuren (dabei sind neun von insgesamt 21 benötigten Aminosäuren essenziell, das bedeutet, dass der Körper sie nicht selbst herstellen kann). Mit dem Blut werden die Aminosäuren in die Zellen transportiert.

Tipp

Proteine sind absolut wichtig, damit unser Körper optimal funktioniert. Es ist daher ratsam, täglich ca. 1,5 g Proteine pro Kilogramm Körpergewicht zu sich zu nehmen.

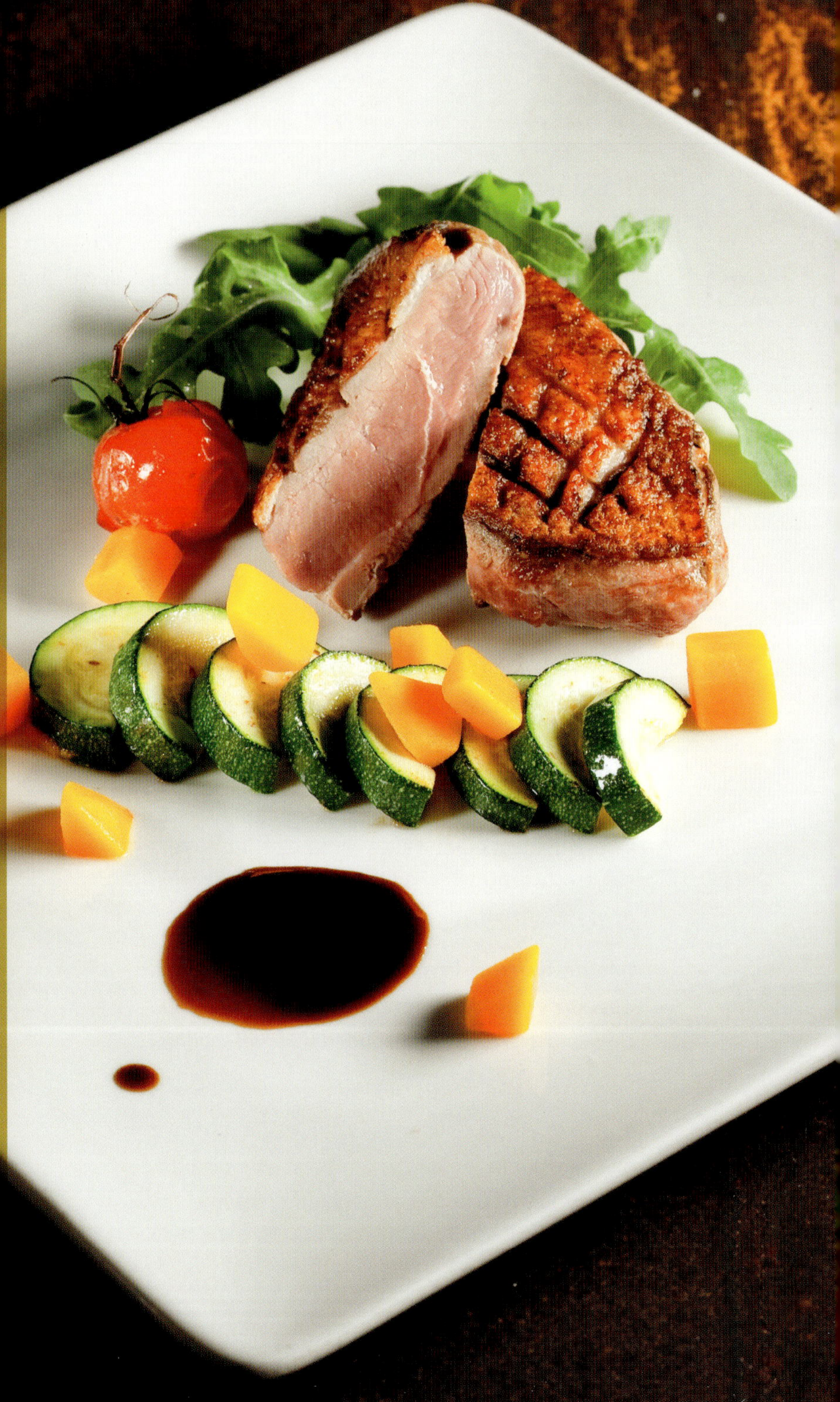

FETTE

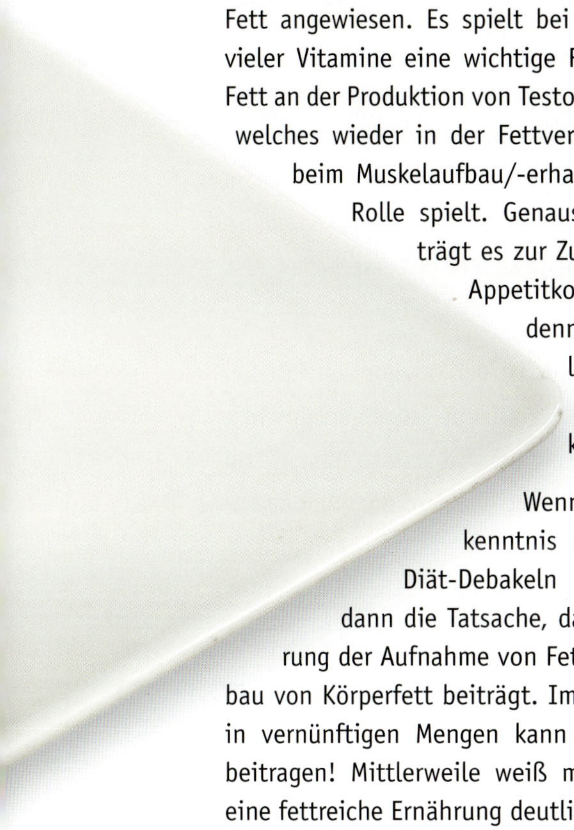

Fett ist ein Makronährstoff, ohne den wir nicht leben können. Der menschliche Körper ist auf Fett angewiesen. Es spielt bei der Verwertung vieler Vitamine eine wichtige Rolle. Zudem ist Fett an der Produktion von Testosteron beteiligt, welches wieder in der Fettverbrennung sowie beim Muskelaufbau/-erhalt eine wichtige Rolle spielt. Genauso wie Proteine trägt es zur Zufriedenheit und Appetitkontrolle bei, denn Fett wird sehr langsam verdaut und wir leiden keinen Hunger.

Wenn man eine Erkenntnis aus den vielen Diät-Debakeln gezogen hat, dann die Tatsache, dass die Reduzierung der Aufnahme von Fett nicht zum Abbau von Körperfett beiträgt. Im Gegenteil: Fett in vernünftigen Mengen kann zum Fettabbau beitragen! Mittlerweile weiß man, dass durch eine fettreiche Ernährung deutlich weniger Muskelmasse abgebaut wird als bei einer fettarmen Ernährung.

Dies ist gerade bei einer Diät sehr wichtig, denn wenn dem Körper weniger Kalorien zugeführt werden, sucht er nach „Spar"-Möglichkeiten.

Da Muskeln selbst beim Nichtstun Kalorien verbrennen, wird der Körper natürlich hier als Erstes versuchen, einzusparen, und baut Muskelmasse ab, was gleichzeitig bedeutet: weniger Muskeln – weniger Kalorienverbrennung.

Leider ist auch hier wieder nicht alles so einfach. Denn Fett ist nicht gleich Fett! Es gibt unterschiedliche Fettsäuren:

- gesättigte Fettsäuren (in tierischen Lebensmitteln)
- Omega-9 einfach ungesättigte Fettsäuren (in Nüssen, Oliven, Avocados, Distel-, Haselnuss- oder auch Rapsöl)
- Omega-3 mehrfach ungesättigte Fettsäuren (in Lachs, Makrele, Hering, Forelle, Walnuss, Raps, Lein-, Raps- und Walnussöl)
- Omega-6 mehrfach ungesättigte Fettsäuren (Sonnenblumensamen, Weizenkeime, Sesam, Walnuss, Sojabohne, Mais und ihre Öle, manche Margarinen)

Die mehrfach ungesättigten Omega-Fettsäuren sind essentiell und müssen daher mit der Nahrung aufgenommen werden.

In den Medien ist häufig von „guten" und „schlechten" Fetten die Rede.

GUTE UND SCHLECHTE FETTE

Das ist sehr vereinfacht dargestellt, denn um sich optimal und gesund zu ernähren, sollte man sowohl gute als auch schlechte Fette zu sich nehmen – im richtigen Verhältnis, wohlgemerkt!

In der westlichen Welt ist dieses optimale Verhältnis allerdings leider sehr oft nicht gegeben. Das hat vor allem mit dem großen Verzehr von Fleisch und Milchprodukten zu tun, welche überwiegend gesättigte Fettsäuren enthalten. Dieser starke Mehranteil wird als „schlecht" bezeichnet. Schlecht ist allerdings nur das Verhältnis zum geringen Anteil an ungesättigten Fettsäuren, nicht aber die gesättigte Fettsäure an sich.

Hingegen werden ungesättigte Fettsäuren als „gut" bezeichnet, vor allem deshalb, weil wir hierzulande wenig davon essen (sie kommen z. B. in fettem Fisch oder auch Leinsamen vor). Ungesättigte Fettsäuren tragen zum Schutz vor Herzerkrankungen bei, ebenso unterstützen sie die Fettverbrennung. Beim Verzehr merkt man auch die Nachhaltigkeit, man bleibt durch sie sehr lange satt.

Wer also seinem Körper etwas Gutes tun will, kann ganz leicht die Zufuhr an ungesättigten Fettsäuren steigern: Leinöl für den Salat verwenden oder öfter Fischgerichte zu sich nehmen! Fische haben ein sehr gutes Fettsäureprofil und sind für die Haiges-Methode absolut gut geeignet; je fetter der Fisch, desto besser. Frische ist bei der Zubereitung von Fisch immer wichtig, deshalb nicht am falschen Platz sparen und Qualität kaufen! Hier gilt natürlich auch wieder: Allzu viel ist ungesund! Aber es wird wohl kaum jemand ab sofort nur noch Fisch essen, denn Abwechslung macht schließlich das Leben erst richtig schön.

Wie schon erwähnt, ist der Verzehr von Fett bei der Haiges-Methode erlaubt (sogar erwünscht). Welche Art von Fett jemand zu sich nimmt, soll trotzdem jeder frei entscheiden. Die grundlegenden Beschreibungen hier, welche Nahrungsmittel erlaubt und welche eher gemieden werden sollen, gehen zwar von gesundheitlich optimalen Bedingungen aus, aber es wird kein Malheur passieren, wenn man sich einmal einen Cheeseburger gönnt – man wird zwar nicht so schnell abnehmen, aber besser es dauert länger, als man gibt auf! Ich bin allerdings überzeugt davon, dass jeder Leser nach der Lektüre des Buches ein ganz anderes Verständnis, ein Bewusstsein, ja, sogar eine Beziehung zum Essen entwickeln wird.

TRANSFETTE

Wirklich warnen möchte ich allerdings hier am Rande vor den Transfetten! Dabei handelt es sich um Fettsäuren mit transkonfigurierten Kohlenstoff-Doppelbindungen. Trans-Fettsäuren in unserer Nahrung stammen meist aus gehärteten Fetten, bei deren Herstellung sie entstehen. Gehärtete Pflanzen-Fette finden sich z. B. in Margarine, Brat- und Backfetten oder Nuss-Nougat-Cremes. Der Verzehr von Trans-Fettsäuren erhöht nach wissenschaftlichen Erkenntnissen den Gehalt von LDL-Cholesterin im Blut. Sie sind daher Mitverursacher von koronaren Herzkrankheiten.

Tipp

In der westlichen Welt herrscht die Tendenz, zu viel gesättigte Fettsäuren und zu wenig ungesättigte Fettsäuren aufzunehmen.

Bitte achten Sie bei der Lebensmittelauswahl darauf, was auf der Verpackung steht: Meist sind diese Fette mit Begriffen wie „teilweise hydrogenisierte Öle", „pflanzliche Öle und Fette", „zum Teil gehärtetes Pflanzenfett" umschrieben. Je weiter oben diese Fette auf der Zutatenliste stehen, desto gefährlicher sind sie! Da diese Fette nicht so schnell schlecht werden und bessere Transport- und Lagereigenschaften besitzen, wird es sie wohl weiterhin geben, allerdings kann jeder Einzelne sehr wohl versuchen, sie zu meiden.

Trans-Fettsäuren entstehen auch, wenn flüssige Öle über den Rauchpunkt erhitzt werden. Dies geschieht häufig beim Frittieren oder bei wiederholtem Erhitzen von Öl. Da Frittierfette häufig hoch erhitzt werden, enthalten diese (und somit alle in ihnen frittierten Lebensmittel) auch Trans-Fettsäuren.

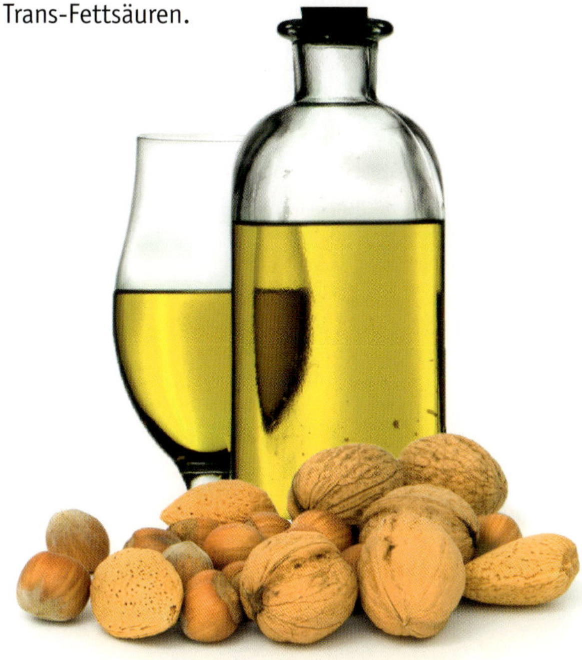

KOHLENHYDRATE

Kohlenhydrate sind in vielen unserer Nahrungsmittel enthalten. Sie sind Energiespender und machen üblicherweise von der Menge her den größten Anteil in unserem Essen aus.

Man unterscheidet zwischen

- einfachen Kohlenhydraten (sie bestehen aus einem oder zwei Zuckermolekülen, bestes Beispiel hierfür ist wohl der gewöhnliche Haushaltszucker; einfache Kohlenhydrate können eine beträchtliche Zahl an Krankheiten verursachen, wie Diabetes, Karies, Übergewicht etc., deshalb sind Kohlenhydrate in Form von Zucker möglichst zu meiden) und
- komplexen/langkettigen Kohlenhydraten (diese bestehen aus drei oder mehr Zuckermolekülen und kommen in Reis, Nudeln oder auch in Vollkornprodukten vor; sie liefern nicht nur Energie, sondern fördern auch gleichzeitig die Verdauung, doch auch diese Kohlenhydrate können zu Übergewicht führen, wenn dem Körper mehr Kohlenhydrate zugeführt werden, als der Körper verbraucht).

Unser Körper reagiert auf Lebensmittel, die größere Mengen an Zucker in jeder Form enthalten, mit einem raschen Anstieg des Blutzuckerspiegels, der jedoch danach in kürzester Zeit wieder absinkt. So ergibt sich eine kurzfristige Leistungssteigerung, der ein heftiger Leistungsabfall folgt: ein Teufelskreis!

Der so genannte Glykämische Index (GI) gibt an, welche Lebensmittel den Blutzuckerspiegel in unserem Körper schnell steigen lassen. Ein hoher Blutzuckerspiegel signalisiert dem Körper, dass er Insulin produzieren muss, um ihn zu senken. Insulin wandelt dann den Blutzucker, der gerade nicht zur Energiegewinnung benötigt wird, um und speichert ihn in unserem System z. B. als Fett ab.

Man kann nicht generell sagen, dass einfache Kohlenhydrate dick machen.

Während Lebensmittel mit hohem GI-Wert (wie Weißbrot oder Zucker) schnell verdaut werden, wird der Körper mit Zucker überflutet, sodass Blutzucker aus dem Blut gezogen und schnellstmöglich in unsere Depots eingelagert wird. Deshalb ist es nicht ratsam, Lebensmittel mit hohem GI-Wert zu verzehren, denn die Kohlenhydrate werden aufgrund des hohen Blutzuckerspiegels nicht als Energie verwertet, sondern vom Insu-

DIE VORTEILE

lin umgewandelt und direkt eingelagert, um den Blutzuckerspiegel zu senken. Durch die rasche Verdauung und Speicherung regt sich dann auch sehr schnell wieder der Hunger.

Lebensmittel mit niedrigem GI werden langsamer verdaut, der Blutzuckerspiegel steigt nur langsam und fällt auch genauso langsam wieder ab. So kann man stundenlang aus dem Blutzucker Energie beziehen und bleibt länger satt.

Das Insulin muss nicht ruckartig allen Zucker in Form von Fett speichern, sondern kann ihn anderweitig als Baustoff verwenden. Heißhungerattacken werden durch den langsamen Blutzucker-Anstieg ebenfalls verhindert.

Um einen konstanten Blutzuckerspiegel zu halten, der nicht schwankt, verzichtet die Haiges-Methode weitestgehend auf Kohlenhydrate, wenn auch eine gänzliche Vermeidung unmöglich ist.

Selbst in Gemüse verstecken sich Kohlenhydrate, diese sind aber sehr komplex und bewirken daher kaum einen Anstieg des Blutzuckers.

Deshalb spielt Gemüse bei dieser Methode eine ganz wichtige Rolle, es versorgt uns mit Vitaminen, Ballaststoffen und Spurenelementen.

Die Vorteile beim Verzicht auf Kohlenhydrate sind vielfältig. Durch die geringen Schwankungen des Blutzuckerspiegels wird der Körper „insulin-sensibler" und ermöglicht eine bessere Verdauung und Verwertung der Nahrung.

Hohe Insulin-Ausschüttung kann Entzündungen fördern, und da aufgrund eines stabilen Blutzuckerspiegels nicht so viel Insulin produziert werden muss, verbessern sich Entzündungen schnell und Schmerzen werden gelindert.

Durch die Stabilisierung des Blutzuckerspiegels kommt es nicht zu Stimmungsschwankungen wie bei anderen Diäten, und auch Heißhungerattacken kommen kaum vor.

Durch die Auswahl „guter" Lebensmittel verringert sich das Risiko von Herz-Kreislauf-Erkrankungen, von hohem Blutdruck, die Cholesterinwerte verbessern sich meistens und das HDL/LDL-Verhältnis ebenso.

Aus diesem Grund fühlt man sich mit der Haiges-Methode nach zwei Wochen deutlich fitter, entspannter und aktiver.

FREUNDE

- Bohnen und andere Hülsenfrüchte (Sojabohnen, grüne Bohnen, Kichererbsen, schwarze Bohnen, Kidneybohnen, Butterbohnen)
- Spinat und anderes Blattgemüse
- Salat
- Brokkoli und anderes Kohlgemüse
- Tomaten und anderes Fruchtgemüse
- Fisch
- Pute und Huhn
- mageres Fleisch von Rind, Schwein oder Kalb
- Mandeln und andere Nüsse (nicht übertreiben, sehr kalorienreich!)
- Milchprodukte (Hüttenkäse, Magertopfen, Käse)
- Eier
- Olivenöl
- Erdnussbutter (natürlich zuckerfrei)
- Himbeeren und andere Beerenfrüchte

Tipp

Beim Fleischhauer oder in größeren Supermärkten gibt es oft eine Heißtheke. Da kann man sich z. B. Braten mit Salat schmecken lassen!

Kurz zusammengefasst: Man kann generell Fleisch, Fisch, Gemüse und Salat essen. Kartoffeln gehören leider nicht dazu! Lebensmittel, die mehr als 5–7 g Kohlenhydrate je 100 g beinhalten, sind nicht geeignet.

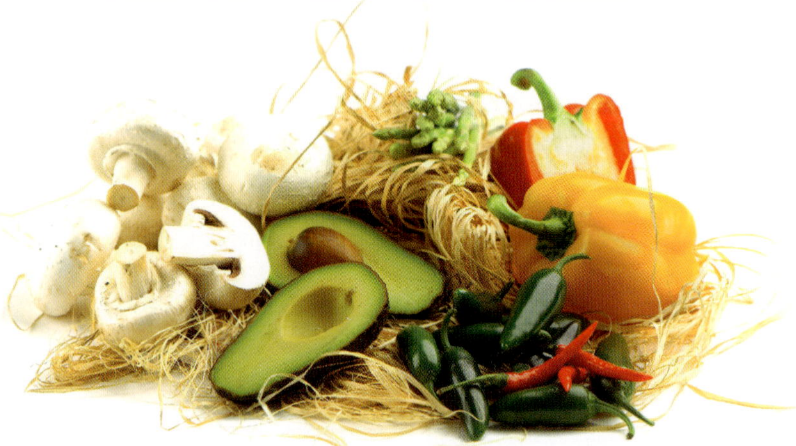

FEINDE

- Kartoffeln (vor allem Pommes frites, Brat- oder Röstkartoffeln)
- Reis
- Nudeln
- Brot und Gebäck
- Zucker, Mehlspeisen, Kuchen, Torten
- Alkohol
- Milchschokolade und andere Süßigkeiten
- Knabbereien – Chips, Popcorn etc.
- Mais
- Fertiggerichte (Inhaltsstoffe beachten)
- Fertigsuppen mit Nudelbeilage, Kartoffelstärke bzw. Mehl
- Müsli, Cornflakes
- Obst wie Bananen, Äpfel, Ananas, Birnen

Zum Thema Obst ist Folgendes anzumerken: Viele Obstsorten enthalten reichlich Fruchtzucker (= Kohlenhydrate), allerdings werden diese Insulin-unabhängig verstoffwechselt. Daher hat Fruchtzucker aus Obst allgemein nicht so einen schlimmen Effekt wie Haushaltszucker, trotzdem ist es „Zucker", der schnell verstoffwechselt wird und uns innerhalb kürzester Zeit viel Energie zur Verfügung stellt, die wir höchstwahrscheinlich nicht brauchen und die daher eingelagert wird.

Bei den Rezepten werden Sie feststellen, dass wir manchmal durchaus „Feinde" verwenden. Das liegt daran, dass man Lebensmittel, die eigentlich vermieden werden sollen, abschwächen kann. Zum Beispiel ist es nicht schlimm, 50 g Erdbeeren zu essen, wenn man gleichzeitig 250 g Magertopfen als „Beilage" verzehrt.

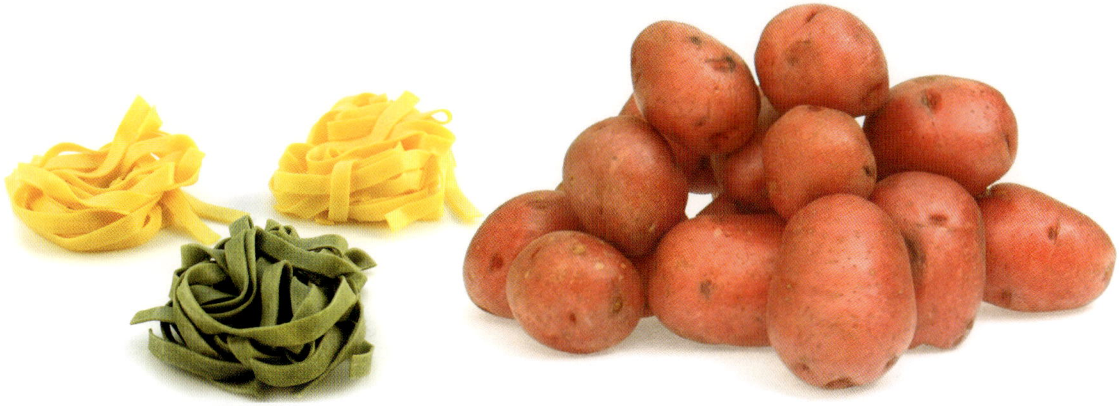

VITAMINE

Vitamine und Spurenelemente sind wichtige Nahrungsinhaltsstoffe. Näher darauf einzugehen würde den Rahmen dieser Abhandlung sprengen.

Besonders reichlich kommen Vitamine in Obst und Gemüse vor. Die Faustregel lautet: Wer fünfmal täglich eine Hand voll Obst und Gemüse zu sich nimmt, sollte seinen Vitaminbedarf ausreichend gedeckt haben. Natürlich gibt es Ausnahmesituationen, in denen der Vitaminbedarf höher ist, wie z. B. Schwangerschaft oder Stillzeit.

In der Haiges-Methode geht es in erster Linie um Gemüse. Dieses sollte nicht nur aus gesundheitlichen Gründen gegessen werden, es stellt eine optimale Ergänzung zu anderen Lebensmitteln dar, ist kalorienarm und bringt sehr viel Abwechslung in unsere Ernährung.

Wenn man Gemüse erst einmal für sich entdeckt hat, wird man nie wieder darauf verzichten wollen. Also, seien Sie experimentierfreudig, wenn es um Gemüse geht, und probieren Sie alles aus!

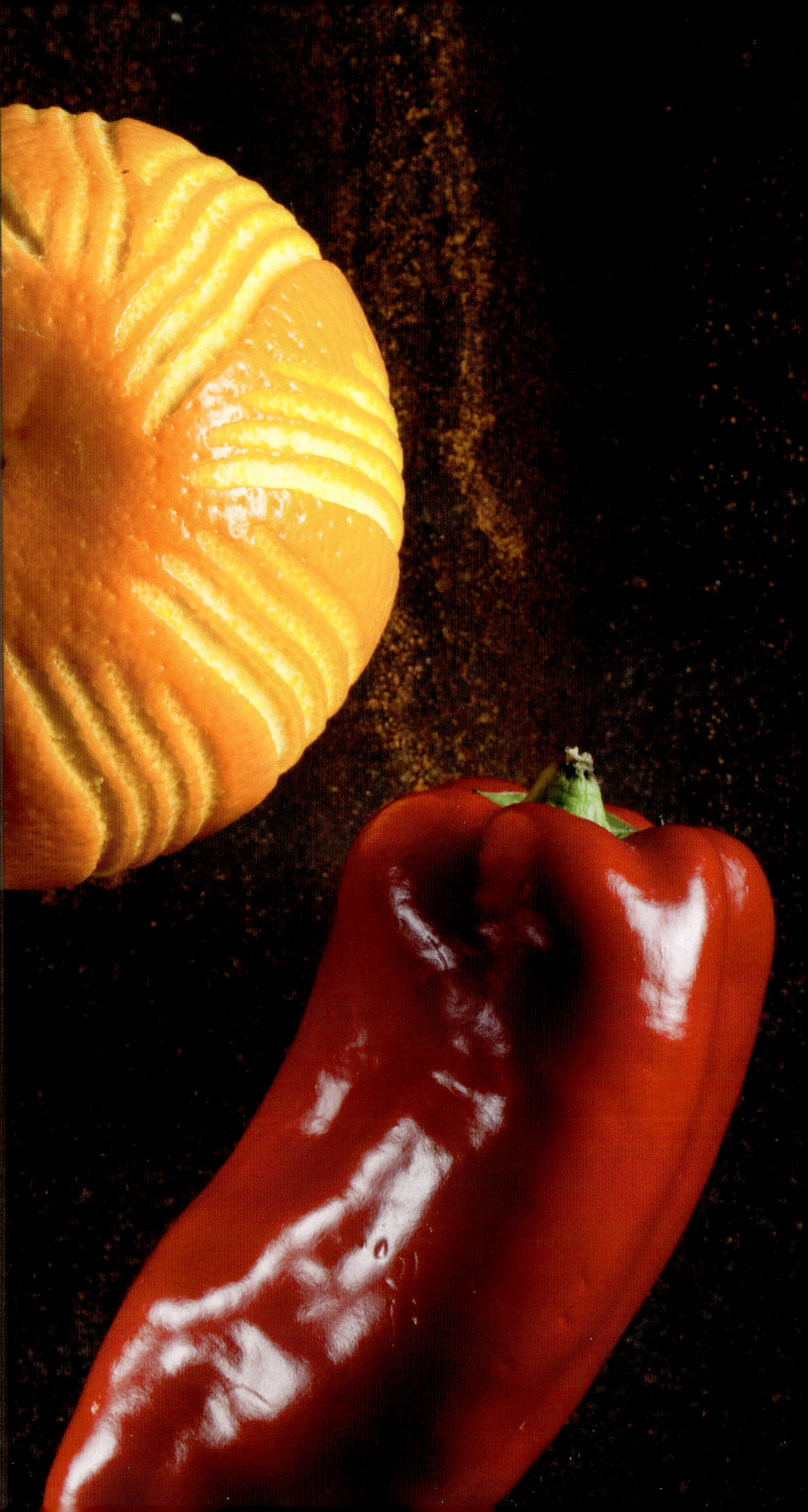

BALLASTSTOFFE

Ballaststoffe sind für den menschlichen Körper sehr wichtig. Es handelt sich meist um Polysaccharide (Kohlenhydrate), die in verschiedenen, meist pflanzlichen Lebensmitteln in unterschiedlich hoher Konzentration vorkommen. Dort dienen sie als Gerüst- und Stützsubstanz.

Ballaststoffe verlangsamen die Kohlenhydrataufnahme, was wiederum einen geringeren Blutzuckeranstieg bedeutet. Ballaststoffe quellen im Magen auf und sorgen so für ein länger anhaltendes Sättigungsgefühl. Dieses Aufquellen bewirkt gleichzeitig, dass Flüssigkeit gebunden wird. Deshalb ist bei ballaststoffreicher Ernährung eine erhöhte Flüssigkeitszufuhr sehr wichtig.

Tipp

Es ist wichtig für das allgemeine Wohlbefinden, ballaststoffreiche Lebensmittel zu sich zu nehmen. Nur die ausreichende Zufuhr von Ballaststoffen garantiert, dass der Körper z. B. Gifte aus dem Darm ausscheiden kann.

Die empfohlene Tagesmenge der Deutschen Gesellschaft für Ernährung (DGE) liegt bei ca. 30 g Ballaststoffen pro Tag, wobei diese Menge in Europa wohl von den wenigsten Menschen aufgenommen wird.

Gute Ballaststoff-Lieferanten sind z. B. Rosenkohl, Karotten, Brokkoli, Weißkohl, Fenchel, Rote Rüben, Mandeln, Haselnüsse, Walnüsse etc., um nur einige zu nennen.

Positive Wirkung der Ballaststoffe

- langes Sättigungsgefühl
- sorgen für eine gesunde Darmflora
- beugen Verstopfung vor
- beugen chronischen Darmerkrankungen vor
- Anregung der Perestaltik (Darmtätigkeit)
- vermutlich Senkung des Darmkrebsrisikos

SÜSSSTOFFE

Manche Mythen rund um Lebensmittel und Essen halten sich hartnäckig. Es ist interessant, dass Süßstoff immer noch einen zweifelhaften „Ruf genießt" und von manchen Menschen gemieden wird, weil er angeblich ungesund sei. Es gibt so viel übergewichtige Menschen, die täglich mit enormen gesundheitlichen Problemen als Folge des Übergewichts zu kämpfen haben. Dennoch wird Süßstoff als schädlich angesehen, während Pommes frites nach Meinung vieler als unbedenklich gelten.

Der Stand aktueller Studien belegt, dass künstlicher Süßstoff als sicher und unbedenklich gilt. Deshalb finde ich, dass Süßstoff eine gute Alternative zu herkömmlichem Zucker darstellt. Es kann vorkommmen, dass manche Menschen überempfindlich darauf reagieren, das ist aber auch bei Zucker der Fall. Man sollte jedoch beachten, dass einige Süßstoffe durchaus Kalorien haben (z. B. Glyzerin), also bitte genau die Verpackungsangaben lesen!

KLEINE HELFER

Auf Wunsch kann man bei der Haiges-Methode auf einige Hilfsmittel zurückgreifen. Zu einer besseren Verdauung verhelfen z. B. Leinsamen in geschroteter Form. Alternativ eignen sich Pistazien auch hervorragend, um Verstopfung vorzubeugen und die Verdauung zu optimieren. Natürlich können auch Vitaminpräparate eingenommen werden, was aber an und für sich aufgrund der reichlichen Aufnahme von Gemüse nicht nötig ist. Um das Verhältnis von gesättigten und ungesättigten Fettsäuren zu verbessern, kann man Lachsölkapseln verwenden (täglich morgens und abends jeweils zwei Stück). Diese erhält man in jedem größeren Lebensmittelmarkt.

OBST

Viele Obstsorten enthalten reichlich Kohlenhydrate und damit auch Kalorien (z. B. Bananen). Deshalb spielt Obst bei der Haiges-Methode eher eine untergeordnete Rolle. Keine Sorge wegen der Vitamine – da Gemüse und Salat jeder nur erdenklichen Sorte genossen werden, nimmt man auf diese Art ausreichend Vitamine und Spurenelemente zu sich.

HARTE ZEITEN

In den ersten drei Tagen kann es zu „Entzugserscheinungen" kommen. Dies ist nicht schlimm, der Körper muss sich nur auf die neue Ernährung einstellen. Das ist der Beweis, dass sich etwas ändert. Man wird nach drei Tagen feststellen, dass man sich deutlich besser fühlt als vorher. Sollten die Entzugserscheinungen stark sein, kann man mit komplexen Kohlenhydraten Abhilfe schaffen. Diese kann man in Form von Müsli oder Vollkornbrot zu sich nehmen.

Andererseits können Sie, wenn Sie nach der Haiges-Methode abnehmen wollen, sogar Burger oder auch Chickenwings in einem Fastfood-Restaurant zu sich nehmen: Lassen Sie einfach die Burgerbrötchen weg und bestellen Sie keine panierten, sondern gegrillte Speisen. Pommes frites hingegen sind pure Kohlenhydrate und somit tabu!

Tipp

Sind Sie ein Fastfood-Junkie? Kein Problem: Gönnen Sie sich ruhig einen Teller Chickenwings oder gegrillte Rippchen. Pommes frites sind allerdings tabu.

SÄUREN UND BASEN

Wenn Nahrung verdaut wird, entstehen daraus Komponenten, die entweder Säuren oder Basen bilden. Dieser Vorgang geschieht in den Nieren. Die Summe aller Säuren und Basen zusammengerechnet gibt dann eine Säurelast oder eine Basenlast.

Zur Bestimmung, wie unser Körper die aufgenommene Nahrung umwandelt, hat man früher den Asche-Test gemacht. Man verbrannte die Lebensmittel und analysierte die Asche.

Diese Methode gelangte schnell an ihre Grenzen und war zu ungenau. Deshalb haben die Professoren Thomas Remer und Friedrich Manz 1995 Nahrungsmittelbewertungstabellen erstellt und die PRAL- (potenzielle Nieren-Säurelast) und NAE-Werte (netto Säureausscheidung) eingeführt. Mit diesen Werten kann man also die Nahrungsmittel basierend auf ihren Komponenten untersuchen und die wahre Säure-Basen-Last bestimmen.

Warum Säure schädlich ist

Unsere Körperzellen funktionieren in einem bestimmten optimalen pH-Bereich. Bei unterschiedlichen Zellen fällt der optimale Bereich ebenso unterschiedlich aus, wobei der pH-Wert des Körpers reguliert werden muss. Die meisten Bewohner von Industrienationen leiden an einer Übersäuerung. Das heißt also, dass der PRAL-Wert unserer Nahrung zu hoch ist. Wir reden damit von einem subklinischen Anstieg des Säuregrads. Der Arzt wird diesen nicht bemerken. Dies bedeutet aber nicht, dass alles in Ordnung ist. Die Zellen nehmen die Übersäuerung garantiert wahr!

Das Problem bei Übersäuerung besteht darin, dass der Körper um jeden Preis den pH-Wert reguliert. Daher muss jede ernährungsbedingte Säurelast durch homöostatische Basen neutralisiert werden. Dadurch zeigt sich beim Arzt keine Unregelmäßigkeit. Allerdings leiden viele Zellen unter diesem Ausgleich.

Hyperkalziurie (hohe Kalziumkonzentration im Urin)

Kalzium ist eine starke Base, und unsere Knochen sind der größte Kalziumspeicher in unserem Körper. Der Körper benutzt also Kalzium aus den Knochen, um den pH-Wert auszugleichen, dies hat knochenabbauende Aktivitäten zur Folge und mindert knochenaufbauende Aktivitäten. Das Ergebnis ist, dass Knochensubstanz langfristig abgebaut wird, um das Säure-Basen-Gleichgewicht aufrechtzuerhalten. Das Kalzium wird danach mit dem Urin ausgeschieden. Es wird mehr Kalzium ausgeschieden, als über die Nahrung zugeführt wird. Dadurch kommt es zu einem Kalziummangel.

Negative Stickstoffbilanz (hohe Stickstoffkonzentration im Urin)

Glutamin ist für die Bindung von Wasserstoff-Ionen verantwortlich. Da Wasserstoff-Ionen sauer sind, verhalten sie sich ähnlich wie Kalzium. Wir verlieren also Muskelmasse, um den pH-Wert auszugleichen. Die durch den Muskelabbau freigesetzten Aminosäuren werden mit dem Urin ausgeschieden. Dies ist ein sehr langsamer Prozess, der das ganze Leben anhält und meist erst im Alter bemerkt wird; die Symptome verschlimmern sich dann oft im hohen Alter. Das Problem entsteht dadurch, dass die Nahrung unserer Vorfahren meist alkalisch/basisch war und wenig Säure enthalten hat. Die moderne Ernährung besteht dagegen aus sehr säurehaltigen Lebensmitteln. Zudem konsumieren wir deutlich mehr Nahrung, als wir brauchen, was eine noch höhere Säurebelastung zur Folge hat. Proteine wirken säurebildend, erhöhen aber gleichzeitig auch die Menge an Säure, die der Körper ausscheiden kann. Gemüse hat fast durchwegs einen negativen PRAL-Wert und wirkt so einer Übersäuerung entgegen. Um im Säure-Basen-Gleichgewicht zu bleiben, sollte man also bei Fleischgenuss viel Gemüse dazuessen.

Das Thema Säuren und Basen wird nur selten angesprochen, obwohl es wichtig ist und dabei hilft, auch im Alter fit zu bleiben.

Jedem, der Probleme mit den Knochen oder mit den Gelenken hat, empfehle ich, auf Kohlenhydrate zu verzichten und den Säure-Basen-Haushalt im Gleichgewicht zu halten.

Dadurch kann eine enorme Verbesserung des allgemeinen Wohlbefindens eintreten.

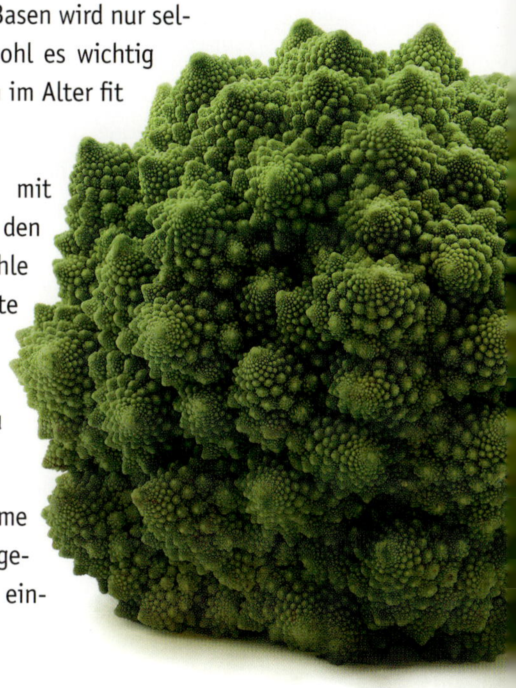

Tipp

Für einen schnellen Imbiss zwischendurch eignet sich z. B. Käse perfekt, den man in kleine Würfel geschnitten nebenher genießen kann. Ebenso kann man Fleischlaibchen essen. Hier gilt wie immer: Achten Sie darauf, wie viel Kohlenhydrate enthalten sind.

SPORT

Es ist unumstritten, dass Sport für den menschlichen Körper und auch für eine positive Ausstrahlung wichtig ist. Denn wenn wir uns in unserem Körper wohl fühlen, strahlen wir das unterbewusst auch aus.

Sport ist natürlich ein sehr weit gesteckter Begriff. Für eine erfolgreiche Durchführung der Haiges-Methode ist es zwar nicht unbedingt nötig, sich fit zu halten, es schadet aber auch nicht! Es stärkt das Herz-Kreislauf-System und verringert den Ruhepuls, gleichzeitig steigert sich unser Wohlbefinden.

Allerdings kann Sport – gerade für übergewichtige Menschen – auch gefährlich sein. Die Gelenke sollten ab einem gewissen Gewicht nicht zu stark belastet werden, deshalb sollte man bei Übergewicht aufpassen und Sportarten wie Fußball oder Joggen meiden.

Viele unterschätzen die Gefahr und treiben Sport, obwohl sie unter Lungen- oder Gliederschmerzen leiden. Das ist höchst gefährlich, weil es im Extremfall bei Nichtbeachtung dieser Symptome zu schlimmen Herzmuskelentzündungen kommen kann, die sogar tödlich enden könnten!

Sport im Wasser bietet sich hingegen sehr an, weil dabei die Gelenke geschont, der Körper nicht überanstrengt und gleichzeitig viele Kalorien verbrannt werden.

Wer sich unausgeglichen fühlt, für den kann Sport die Lösung sein. Gerade zum grauen Büroalltag ist sportliche Aktivität eine hervorragende Ergänzung. Dabei ist es ganz egal, wofür man sich entscheidet, die Möglichkeiten sind so zahlreich, dass sicherlich jeder seine bevorzugte Sportart findet. Mannschaftssport z. B. stärkt die Teamfähigkeit und ist eine gute Möglichkeit, soziale Kontakte zu knüpfen oder aufrechtzuerhalten.

Sport zu treiben verknüpft das Angenehme mit dem Nützlichen. Deshalb ist meine Empfehlung eindeutig: die Faulheit bekämpfen! Der Spruch „Ich habe doch keine Zeit für Sport!" ist eine absolute Ausrede und meist gar nicht wahr – man muss sich die Zeit nur nehmen!

Sport kann deutlich mehr Entspannung bringen, als sich vor den Fernseher zu hocken. Die innere Zufriedenheit wird deutlich gesteigert, Depressionen haben keine Chance. Sport ist also nicht nur gut für den Körper, sondern auch gut für den Geist!

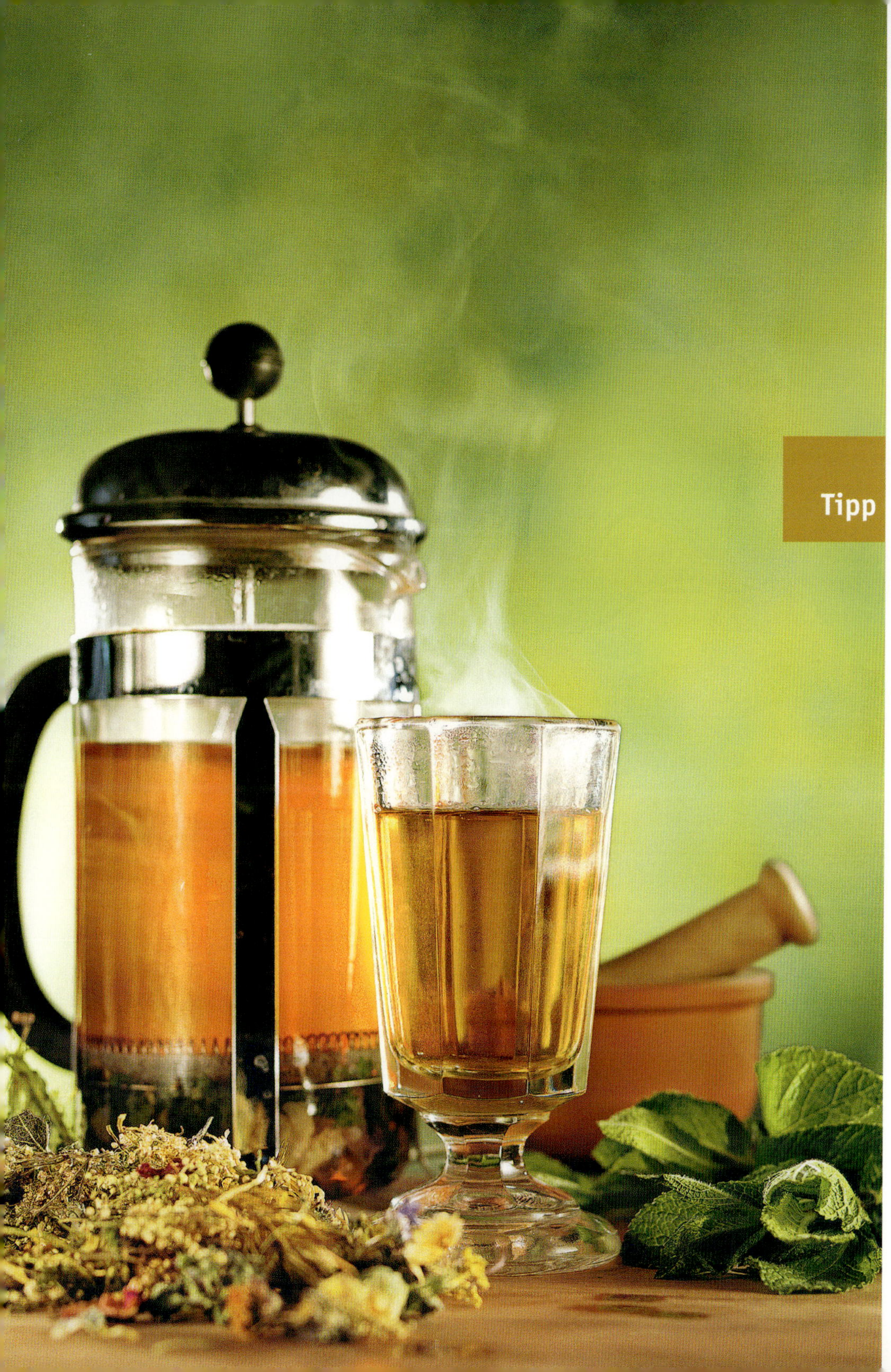

Tipp

Wichtig ist es, vor und nach dem Sport ausreichend Flüssigkeit zu sich zu nehmen.

WASSER IST LEBEN

Unser Körper besteht zum größten Teil aus Wasser, dieses Wasser wird wie die Haut und Zellen in regelmäßigen Abständen erneuert.

Muskeln bestehen aus knapp 75 % und unser Gehirn aus 80 % Wasser. Kein Wunder also, dass Trinken überlebensnotwendig und ausschlaggebend dafür ist, Leistungs- und Konzentrationsfähigkeit aufrechterhalten zu können. Um diese Fähigkeiten also nicht einzuschränken, sollte man immer ausreichend Flüssigkeit zu sich nehmen.

Bei einem Gewicht von 80 kg sollte man mindestens 2,5 Liter am Tag trinken – damit ist natürlich nicht Alkohol gemeint, auch keine gesüßten Säfte oder Limonaden, sondern am besten Wasser, Mineralwasser bzw. ungesüßter Kräuter- oder Früchtetee. Genügend Flüssigkeit ist für unseren Körper zur Aufrechterhaltung der optimalen Körperfunktionen ungemein wichtig.

Durch die Ausscheidung von Urin und Schweiß verliert unser Körper Unmengen an Wasser, selbst beim Atmen vernichten wir Wasser. Es gibt viele Anzeichen von Wassermangel. Ohne Wasser kann der Körper z. B. die aufgenommenen Lebensmittel nicht optimal verarbeiten. Proteine und Enzyme entfalten nicht ihr volles Potenzial. Folgen sind dann Verstopfung, Kopfschmerzen, Müdigkeit oder auch trockene Haut. Gelenke, Knorpel oder auch Bandscheiben brauchen Wasser, um ihre Struktur beizubehalten. Auch zur Bildung von schmierenden Substanzen wird Wasser benötigt. Wasser ist also ein unverzichtbarer Nährstoff und sollte nicht vernachlässigt werden.

Wasser kann auch den Appetit hemmen. Also sollte man, wenn man abnehmen will, vor dem Essen Wasser trinken. Erst wenn man danach immer noch hungrig ist, sollte man essen. Trinken hilft auch beim Fettabbau, denn mit Wasser versorgte Fettzellen werden eher verbrannt.

Leider ist der Durst lange nicht so ausgeprägt wie das Hungergefühl. Wenn man durstig ist, hätte man eigentlich schon längst trinken sollen (wie bei der Ölleuchte im Auto: Wenn diese aufleuchtet, hat man bereits ein Problem und sollte umgehend anhalten – in unserem Fall trinken). Also bitte daran denken: trinken, bevor man durstig wird!

Im Vergleich zu früher sollte man heutzutage deutlich mehr trinken. Die Belastungen für den Körper haben stark zugenommen: Unsere Lebensmittel sind stärker belastet, Fastfood belastet zusätzlich unseren Körper, und auch die Luftverschmutzung sollte man berücksichtigen.

EMOTIONALES ESSEN

Mit „emotionalem Essen" ist gemeint, wenn man nicht zur Versorgung des Körpers bzw. zur Bereitstellung von Energie Nahrung zu sich nimmt, sondern aus anderen, unten angeführten Gründen. Genau diese Art von Essen kann zu Übergewicht führen, ich bin sogar der Meinung, dass emotionales Essen ein Hauptgrund für Übergewicht ist.

Finden Sie heraus, ob Sie ein emotionaler Esser sind. Hier sind ein paar Anzeichen, die auf emotionales Essen hindeuten.

1. Essen Sie, ohne darüber nachzudenken?
2. Essen Sie unbewusst mehr als Ihr Körper braucht?
3. Essen Sie aus Behaglichkeit?
4. Essen Sie, um sich besser zu fühlen?
5. Essen Sie aus Gewohnheit, z. B. Chips beim Fernsehen?
6. Essen Sie aus Langeweile?
7. Essen Sie, um Stress abzubauen?
8. Essen Sie, weil Sie deprimiert sind?

Der Versuchung widersteht man am leichtesten, wenn man keine verlockenden Knabbereien oder Naschereien im Haus hat.

Wenn Sie aus Emotionen heraus essen, können Sie sich noch so anstrengen, Sie werden kaum erfolgreich abnehmen, und wenn doch, haben Sie das verlorene Gewicht nach Beendigung der Diät sofort wieder auf den Rippen. Das Thema ist sehr frustrierend, doch wenn man sich bewusst macht, dass man aus Emotion isst, kann man dieses Verhalten auch bekämpfen. Wie sagt man so schön? Einsicht ist der erste Weg zur Besserung. Eine Möglichkeit ist z. B., erst gar keine verlockenden Lebensmittel zu kaufen. Denn wenn keine Chips oder Süßigkeiten da sind, kann man sie auch nicht essen, und extra dafür in den Laden zu gehen, das überlegt man sich wahrscheinlich gründlich!

ESSENSBEWUSSTSEIN

Wenn man abnehmen und sein Gewicht anschließend halten will, muss man unbedingt ein Bewusstsein entwickeln, was das Essen betrifft. Achten Sie daher penibel darauf, was Sie essen. Mit der Zeit wird dieser Prozess automatisiert, und dann kümmert sich wieder Ihr Unterbewusstsein darum. Sie werden automatisch zuckerhaltige Getränke vermeiden, „vernünftig" einkaufen und auch im Restaurant gesundheitsbewusst bestellen.

Um alte Gewohnheiten loszuwerden, bedarf es aber ein ganzes Stück Arbeit. Hier ein paar Tipps zur Vermeidung „alter Fehler" beim Essen.

1. Essen Sie in Ruhe, denn Stress lässt Sie unbewusst Dinge essen, die nicht gut für Sie sind (typisch dafür ist z. B. Fastfood). Sollten Sie Stress im Alltag haben, bereiten Sie sich Ihr Essen am Abend davor. Achten Sie darauf, dass immer etwas „Gesundes" greifbar ist.

2. Achten Sie auf Auslöser für unbewusstes Essen und meiden Sie diese – z. B. Alkohol: Nichts lässt Sie so schnell hungrig werden wie ein kühles Bier oder guter Wein. Hinzu kommt, dass man mit Alkohol leichter schwach wird und gute Vorsätze über Bord wirft. Ganz zu schweigen von der schlechteren Verdauung des Essens, da der Körper vorrangig damit zu tun hat, das Alkoholgift abzubauen.

3. Geben Sie schlechte Gewohnheiten auf! Wer kennt das nicht: Eigentlich ist man schon satt, aber man isst trotzdem weiter. 10 Minuten später passt noch etwas rein. Irgendwann schleppt man sich dann auf das Sofa und möchte am liebsten nur noch schlafen. Durchbrechen Sie solche schlechten Gewohnheiten bewusst! Hören Sie auf Ihren Körper und auf das Sättigungsgefühl.

4. Gegessen wird heutzutage fast ausschließlich, um zu genießen. Kaum jemand isst, weil er merkt, dass er Energie braucht. Sehen Sie Essen nicht nur als Genussmittel, sondern vorrangig als Energielieferant, als Notwendigkeit – genießen kann man es auch so. Deshalb widerspricht dieser Rat keineswegs dem Motto der Haiges-Methode „Abnehmen mit Genuss".

Sie werden merken, je länger Sie durchhalten, desto besser fühlen Sie sich. Wenn Sie Ihr Ziel erreicht haben, spricht nichts gegen Essen rein aus Genuss, denn Palatschinken mit Schokoladesauce und Vanilleeis sind durchaus einmal eine Sünde wert. Allerdings sollte dies die Ausnahme sein und nicht die Regel.

Die Zutatenmengen sind, sofern nicht anders angegeben, grundsätzlich für 1 Portion gedacht. Einige Gerichte wie z. B. Suppen schmecken einfach besser, wenn man größere Mengen davon zubereitet. Weil sie sich auch leicht einfrieren und aufwärmen lassen, entsprechen also manchmal die Zutaten mehreren Portionen.

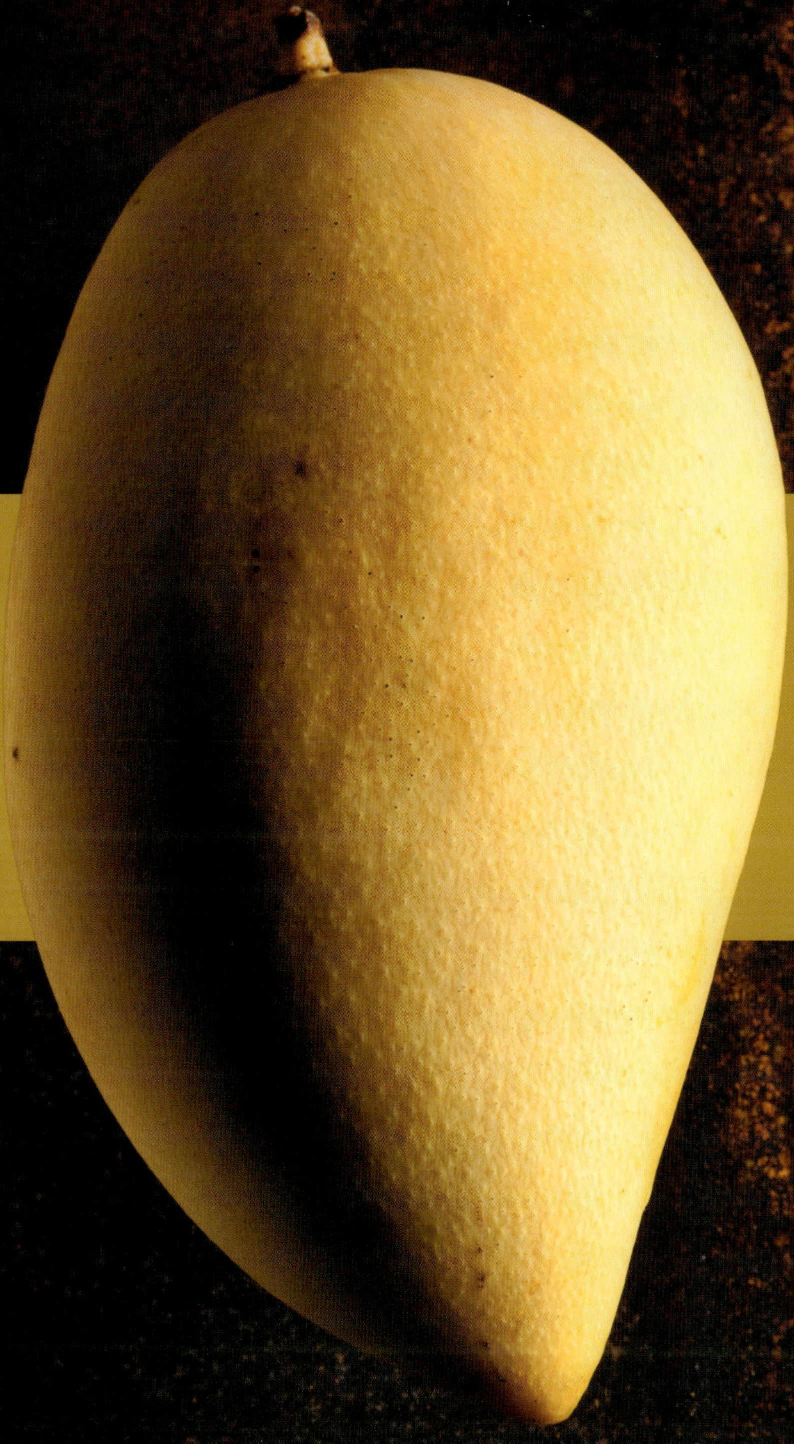

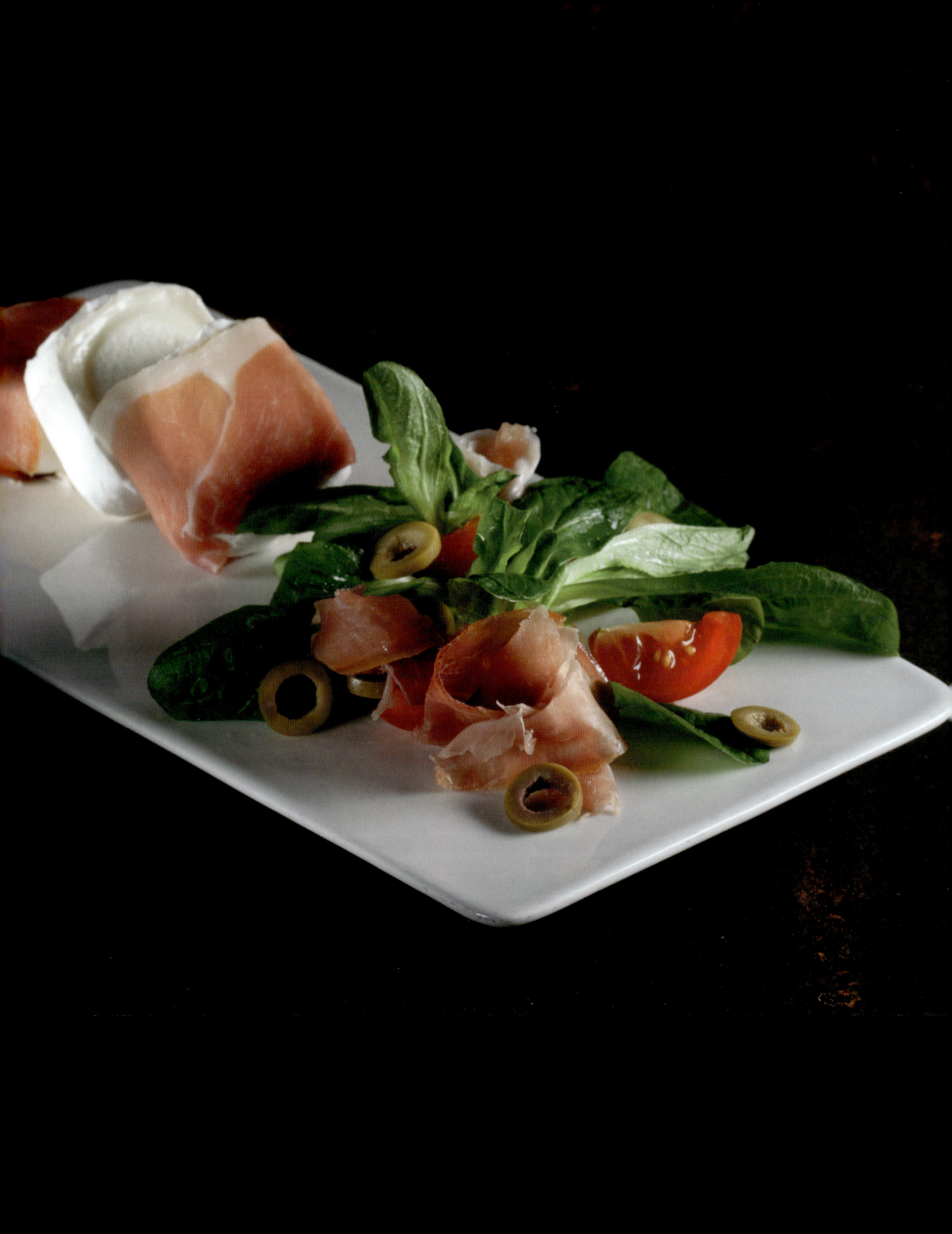

SUPPEN & VORSPEISEN

Suppen und Vorspeisen dienen nicht nur als „Einleitung“ für eine komplette Mahlzeit. Sehr gut eignen sie sich auch als Imbiss oder Snack für zwischendurch. Und fallweise kann man sie sogar als Hauptspeise genießen, wenn man die Zutatenmenge erhöht.

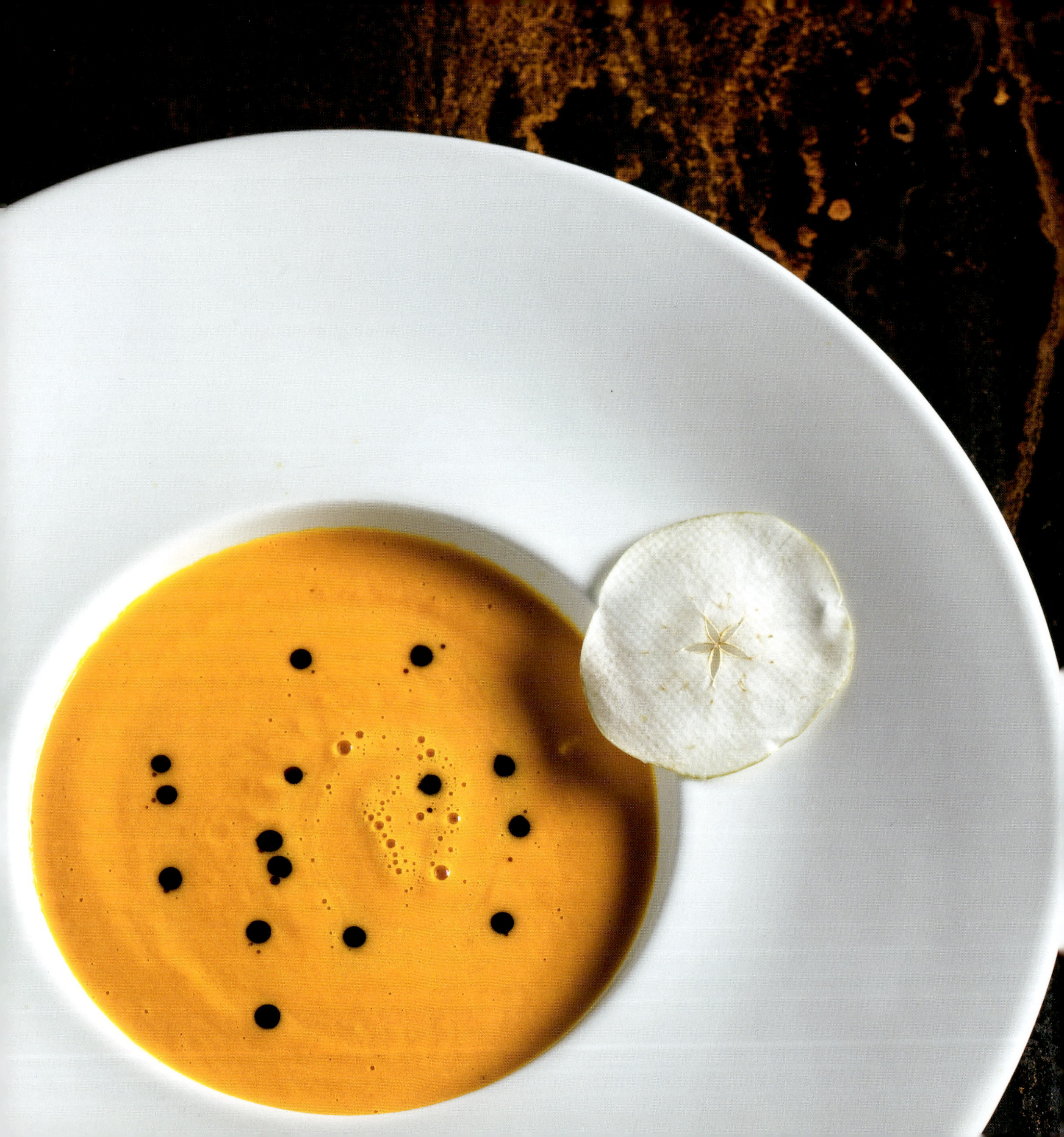

KÜRBISSUPPE

MIT APFEL, KAROTTE & CURRY

Durch die Kombination von Currypulver und Kürbiskernöl ist diese wunderbar leichte und gesunde Suppe ein besonderer Gaumenschmeichler.

ZUTATEN
FÜR 4 PORTIONEN

3 Karotten
½ Stange Lauch
1 Zwiebel
2 EL Sonnenblumenöl
500 g Kürbis (z. B. Hokkaido- oder Muskatkürbis)
1 Apfel
800 ml Gemüsesuppe
je 2–3 Messerspitzen Anis und Koriander, gemahlen
etwas Muskatnuss
1 TL Currypulver
1 TL Ingwer, frisch gerieben
Salz, Pfeffer
Kürbiskernöl zum Verfeinern

Karotten und Lauch waschen und schälen, Zwiebel schälen, alles fein schneiden und in heißem Sonnenblumenöl andünsten, bis die Zwiebel glasig ist.

Kürbis und Apfel von Kernen bzw. Kerngehäuse befreien, schälen und würfelig schneiden, die Apfel- und Kürbiswürfel zum angedünsteten Gemüse geben und 7 Minuten leicht dünsten, mit Gemüsesuppe ablöschen.

Anis, Koriander, Muskatnuss, Currypulver, Ingwer und etwas Pfeffer zugeben und etwa 15 Minuten bei mittlerer Hitze köcheln lassen, bis der Kürbis weich ist.

Mit einem Stabmixer pürieren und mit Salz, Pfeffer und Muskatnuss abschmecken.

Für den Extragenuss zum Schluss mit feinstem Kürbiskernöl verfeinern.

Tipp: Currypulver nicht mit andünsten oder anbraten, da es bitter werden kann.

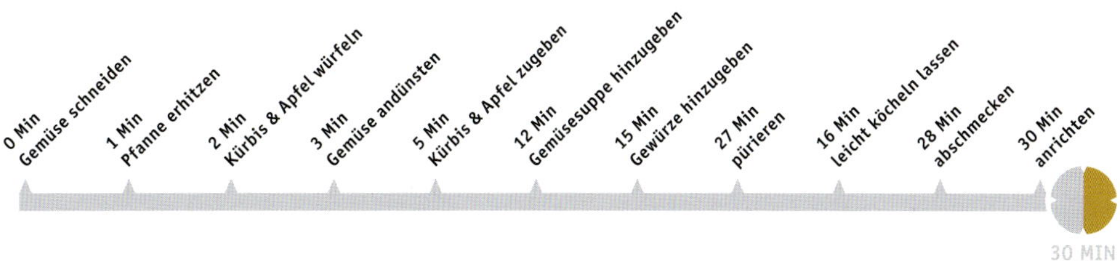

RINDSUPPE
MIT GEMÜSE

ZUTATEN FÜR 4–6 PORTIONEN

3 Zwiebeln
1 Stange Lauch
4 Karotten
1 Sellerieknolle
1000 g Rindfleisch (Suppenfleisch)
500 g Markknochen
Salz
1 Liebstöckelblatt
1 Bund Petersilie
1 Lorbeerblatt
4 Gewürznelken
4 schwarze Pfefferkörner
5 Wacholderbeeren
2000 ml Wasser
Kräuter oder blanchiertes Gemüse als Einlage

Zwiebeln halbieren und in der Pfanne auf der Schnittfläche dunkel anbraten. Lauch, Karotten und Sellerie putzen, waschen und in Stücke schneiden.

Das Gemüse mit Fleisch, Knochen, Salz und den Gewürzen mit kaltem Wasser zustellen, aufkochen lassen und wiederholt den Schaum abschöpfen, 4 Stunden sieden lassen. Die Suppe durch ein Sieb gießen und auffangen, nochmals in einen breiten, flachen Topf geben und auf die Hälfte einkochen lassen. Die Suppe mit fein geschnittenen, blanchierten Gemüsestreifen oder frischen Kräutern wie Schnittlauch oder Petersilie servieren, nach Bedarf vor dem Servieren nachwürzen.

WICHTIG: Die Suppe nie richtig kochen lassen, da sie sonst trüb wird. Das Fleisch kann man warm mit Spinat genießen oder für Rindfleischsalat verwenden.

HAIGES-METHODE

MINESTRONE
AUS BUNTEM GEMÜSE

ZUTATEN FÜR 2 PORTIONEN

1 Frühlingszwiebel
½ Knoblauchzehe, 1 Stange Staudensellerie
1 mittelgroße Karotte
100 g weiße Bohnen (aus der Dose)
1 mittelgroße Tomate, 1 EL Öl
500 ml Gemüsesuppe
1 TL Thymian, 1 TL Rosmarin
50 g Erbsen
Salz, Pfeffer
¼ Bund Petersilie, 20 g Parmesan

Frühlingszwiebel putzen, das Weiße würfeln, das Grüne in Ringe schneiden und beiseitestellen. Knoblauch fein hacken, Staudensellerie waschen, putzen und in 5 mm dicke Scheiben schneiden. Karotte waschen, schälen und in kleine Würfel schneiden. Bohnen abgießen und abspülen, Tomate waschen, vierteln, entkernen und ebenfalls fein würfeln. In einem Topf Zwiebelwürfel, Knoblauch und Karottenwürfel im Öl andünsten, mit Gemüsesuppe ablöschen und 10 Minuten kochen lassen. Bohnen, Sellerie und Kräuter zugeben, weitere 10 Minuten kochen. 3 Minuten vor Ende der Garzeit Erbsen und Tomaten zugeben. Minestrone mit Salz und Pfeffer kräftig würzen.

Petersilie hacken und mit dem Frühlingszwiebelgrün über die Suppe streuen. Parmesan mit dem Sparschäler hobeln und zur Suppe servieren.

Tipp: Etwas Tabasco verleiht eine angenehme Schärfe.

LAUCHSUPPE
TRIFFT PUTENSCHINKEN UND BALSAMICO

ZUTATEN FÜR 2 PORTIONEN

300 g Lauch
1 EL Öl
400 ml Gemüsesuppe
50 g Putenschinken
1 TL Balsamico-Essig
Salz, Pfeffer

Den Lauch waschen, putzen und in feine Scheiben schneiden. Das Öl in einem Topf erhitzen und den Lauch darin 5 Minuten andünsten, danach salzen, pfeffern und mit der Gemüsesuppe aufgießen. Langsam zum Kochen bringen und dann ca. 10 Minuten leicht köcheln lassen.

In der Zwischenzeit den Putenschinken in kleine Würfel schneiden und 5 Minuten vor Ende der Garzeit hinzugeben. Die Suppe mit dem Balsamico-Essig abschmecken und eventuell mit Salz und Pfeffer nachwürzen.

Schlemmervariante: An einem Schlemmertag kann man 250g Lauch verwenden und dafür eine Kartoffel (würfelig geschnitten) hinzugeben, die man mit dem Lauch andünstet.

TOMATENSUPPE
ECHT UND PUR

ZUTATEN FÜR 2 PORTIONEN

5 reife Tomaten
500 ml Wasser
1 Bio-Gemüsesuppenwürfel
2 Lorbeerblätter
je 1 EL Basilikum und Thymian
1 EL Olivenöl
2 TL Balsamico-Essig
Salz, Pfeffer
1 TL Maisstärke (Maizena)

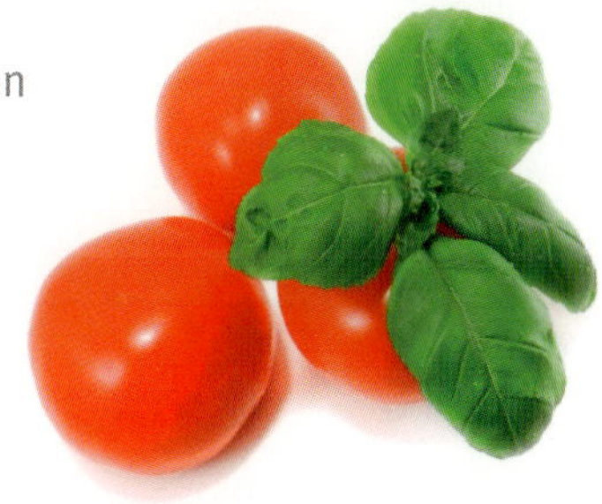

Die Tomaten oben leicht einschneiden und für 8–10 Sekunden in kochendes Wasser geben, danach in kaltem Wasser abschrecken. Die Haut lässt sich nun leicht abziehen.

Wasser aufkochen, Gemüsesuppenwürfel einrühren, Lorbeerblätter, Kräuter und Olivenöl dazugeben.

Tomaten klein schneiden und ebenfalls dazugeben, alles 15–20 Minuten leicht köcheln lassen, mit Balsamico-Essig, Salz und Pfeffer abschmecken und die Lorbeerblätter entfernen. Die Tomatensuppe mit dem Pürierstab cremig mixen.

Maisstärke mit 2 EL kaltem Wasser anrühren und in die Suppe einrühren, danach mindestens 2 Minuten kochen.

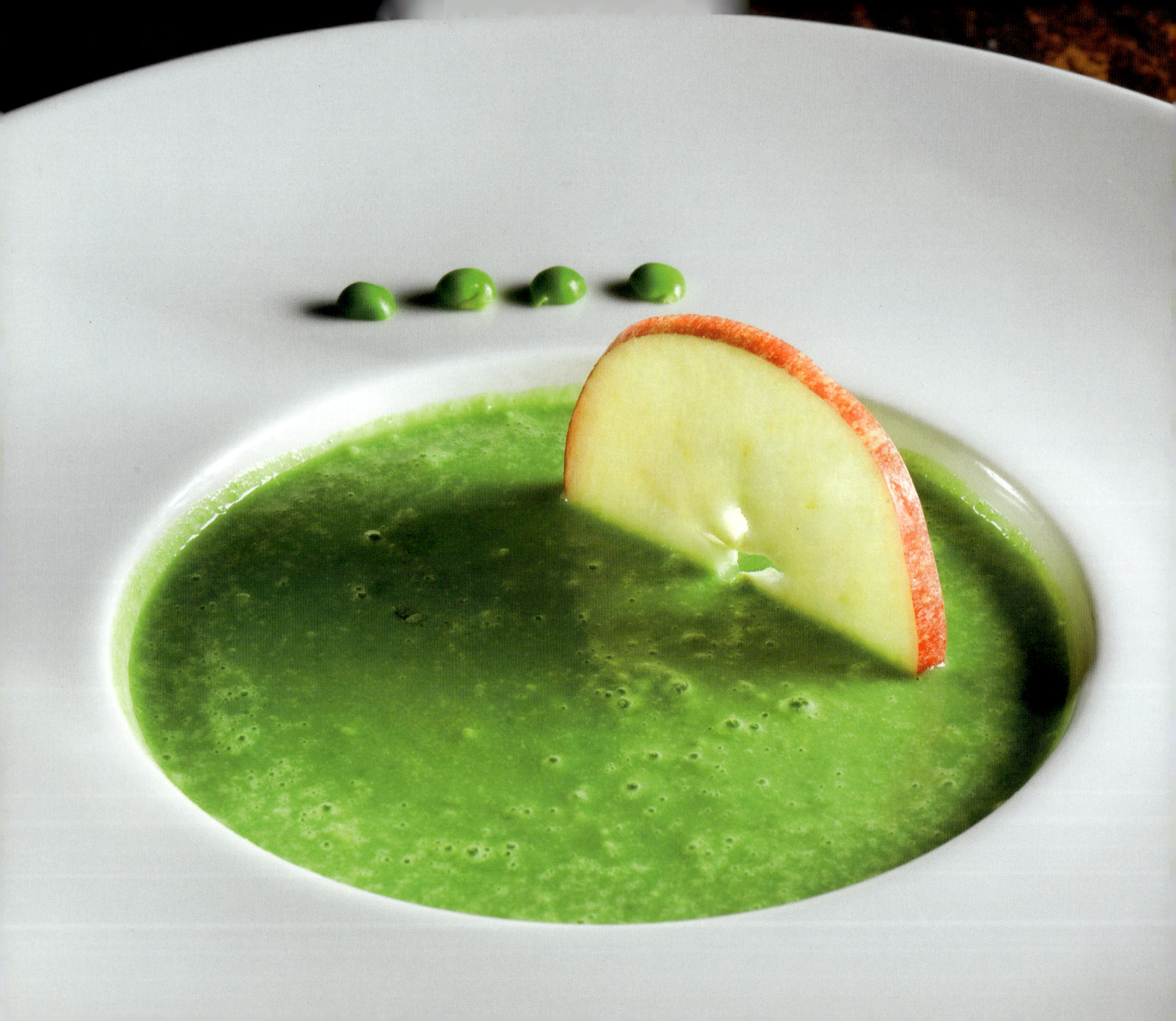

BROKKOLISUPPE

MIT ERBSEN UND APFEL

Brokkoli senkt hohen Blutdruck, hilft durch Anregung der Verdauungsdrüsen mit Bitterstoffen beim Abnehmen und stärkt auch das Immunsystem und die Psyche.

ZUTATEN

125 g Brokkoli
1 säuerlicher Apfel
Sonnenblumenöl
75 g Erbsen
250 ml Gemüsesuppe
Salz, Pfeffer
etwas Chilipulver
2 EL Sauerrahm (10 % Fett)
1 Zweig frische Minze

Den Brokkoli waschen und klein schneiden. Den Apfel schälen und fein hobeln.

Etwas Öl in einem Topf erhitzen, Brokkoli und Erbsen hineingeben und dünsten lassen. Danach auch den gehobelten Apfel hinzugeben.

Nun das Ganze mit Gemüsesuppe ablöschen und gute 15 Minuten leicht köcheln lassen.

Die Suppe mit den Gewürzen, dem Sauerrahm sowie fein gehackter Minze abschmecken und fein pürieren.

Tipp: Nicht zu lange kochen, da die Erbsen sonst grau werden.

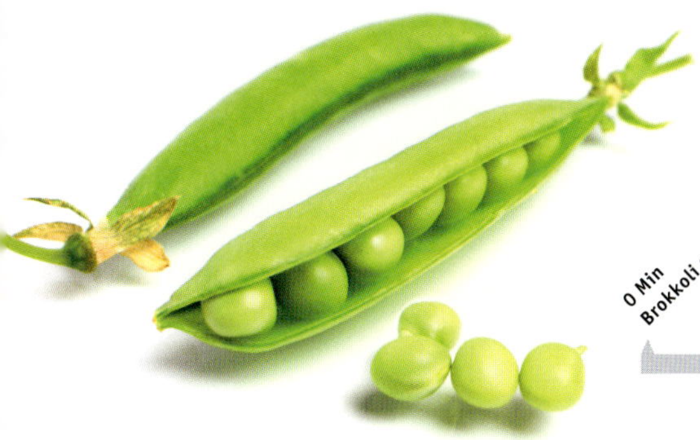

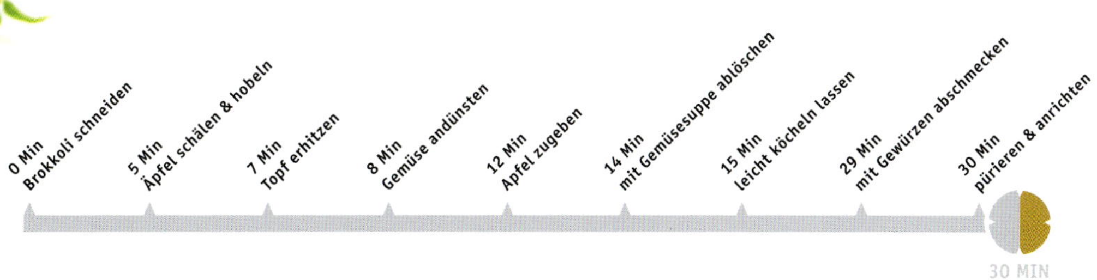

KARFIOLSUPPE
PÜRIERT

ZUTATEN FÜR 3–4 PORTIONEN

1 kleine Karfiolrose
1 EL Öl
1 Zwiebel
800 ml Gemüsesuppe
30 ml Obers
1 Prise Muskatnuss
Salz, Pfeffer
¼ Bund Schnittlauch

Karfiol in Röschen brechen und waschen.

Die Zwiebel in Würfel schneiden, in einem Topf Öl erhitzen und darin die geschnittene Zwiebel goldbraun dünsten.

Karfiolröschen mit der Gemüsesuppe zu den Zwiebeln geben und ca. 10 Minuten köcheln lassen.

Obers hinzugeben und alles mit einem Pürierstab fein mixen, mit Muskatnuss, Salz und Pfeffer abschmecken.

Den Schnittlauch fein schneiden, auf die Suppe streuen und servieren.

Tipp: Man kann auch Petersilie statt Schnittlauch verwenden.

SPARGELSUPPE
MIT RÄUCHERLACHS

ZUTATEN FÜR 3–4 PORTIONEN

500 g grüner Spargel
2 EL Olivenöl
300 ml Gemüsesuppe oder Spargelsud
100 ml Obers
Salz und Pfeffer
3 TL Sauerrahm
100 g geräucherter Lachs
2 TL Kräuter (Dill, Kerbel, Petersilie)

Den Spargel säubern, die holzigen Enden abschneiden und, wenn nötig, den unteren Teil schälen, dann in 1–2 cm lange Stücke schneiden, die Spitzen beiseitelegen.

Spargelstücke (nicht die Spitzen) im heißen Olivenöl in einem (möglichst) hohen Topf anbraten, mit der Suppe (oder dem Sud) und dem Obers aufgießen und 10 Minuten köcheln lassen. Wenn der Spargel weich ist, im Topf pürieren. Mit Salz und Pfeffer abschmecken, wieder zum Köcheln bringen, die Spargelspitzen dazugeben und einige Minuten köcheln lassen, bis die Spitzen gar sind. Die Suppe in Tellern anrichten, je einen Klecks Sauerrahm dazugeben, mit in Streifen geschnittenem Räucherlachs garnieren und mit fein gehackten Kräutern bestreuen.

Tipp: Man kann natürlich auch weißen Spargel verwenden.

KOHLRABICREME
MIT FLEISCHNOCKERLN

ZUTATEN FÜR 3–4 PORTIONEN

1 Kohlrabi
1 l Gemüsesuppe
2 Karotten
1 Prise Muskatnuss
3 EL Crème fraîche
250 g Rinderfaschiertes
Salz, Pfeffer
¼ Bund Schnittlauch, fein geschnitten
1 Bund Petersilie, fein geschnitten
3 Eier, 3–5 EL Obers

Den Kohlrabi schälen, in Stifte schneiden, in die kochende Gemüsesuppe geben und ca. 15 Minuten kochen lassen.

In der Zwischenzeit die Karotten schälen, ebenfalls in Stifte schneiden und in Salzwasser bissfest kochen, dann beiseitestellen.

Für die Nockerln das Faschierte mit den übrigen Zutaten vermengen, mit zwei Teelöffeln kleine Nockerln aus der Masse formen und diese in Salzwasser ca. 3 Minuten köcheln lassen.

Den Topf mit der Gemüsesuppe vom Herd nehmen, die Hälfte der Kohlrabistifte herausnehmen und beiseitestellen, den Rest mit dem Pürierstab mixen und schaumig aufschlagen, mit Salz, Pfeffer, Muskatnuss und etwas Crème fraîche abschmecken, die bissfesten Karotten, Kohlrabi sowie die Fleischnockerln hinzugeben und servieren.

FENCHELSUPPE MIT GORGONZOLA
UND OLIVEN

ZUTATEN FÜR 3–4 PORTIONEN

4 Fenchelknollen
2 EL Olivenöl
800 ml Gemüsesuppe
100 g Gorgonzola
60 g schwarze Oliven ohne Kern
Salz, Pfeffer
etwas Limettensaft

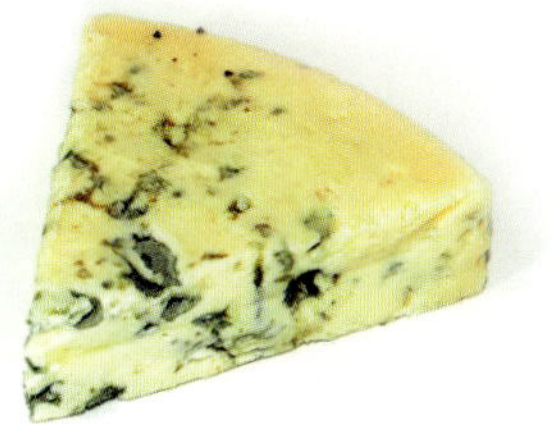

Die Tomaten oben leicht einschneiden und für 8–10 Sekunden in kochendes Wasser geben, danach in kaltem Wasser abschrecken. Die Haut lässt sich nun leicht abziehen.

Wasser aufkochen, Gemüsesuppenwürfel einrühren, Lorbeerblätter, Kräuter und Olivenöl dazugeben.

Tomaten klein schneiden und ebenfalls dazugeben, alles 15–20 Minuten leicht köcheln lassen, mit Balsamico-Essig, Salz und Pfeffer abschmecken und die Lorbeerblätter entfernen. Die Tomatensuppe mit dem Pürierstab cremig mixen.

Maisstärke mit 2 EL kaltem Wasser anrühren und in die Suppe einrühren, danach mindestens 2 Minuten kochen.

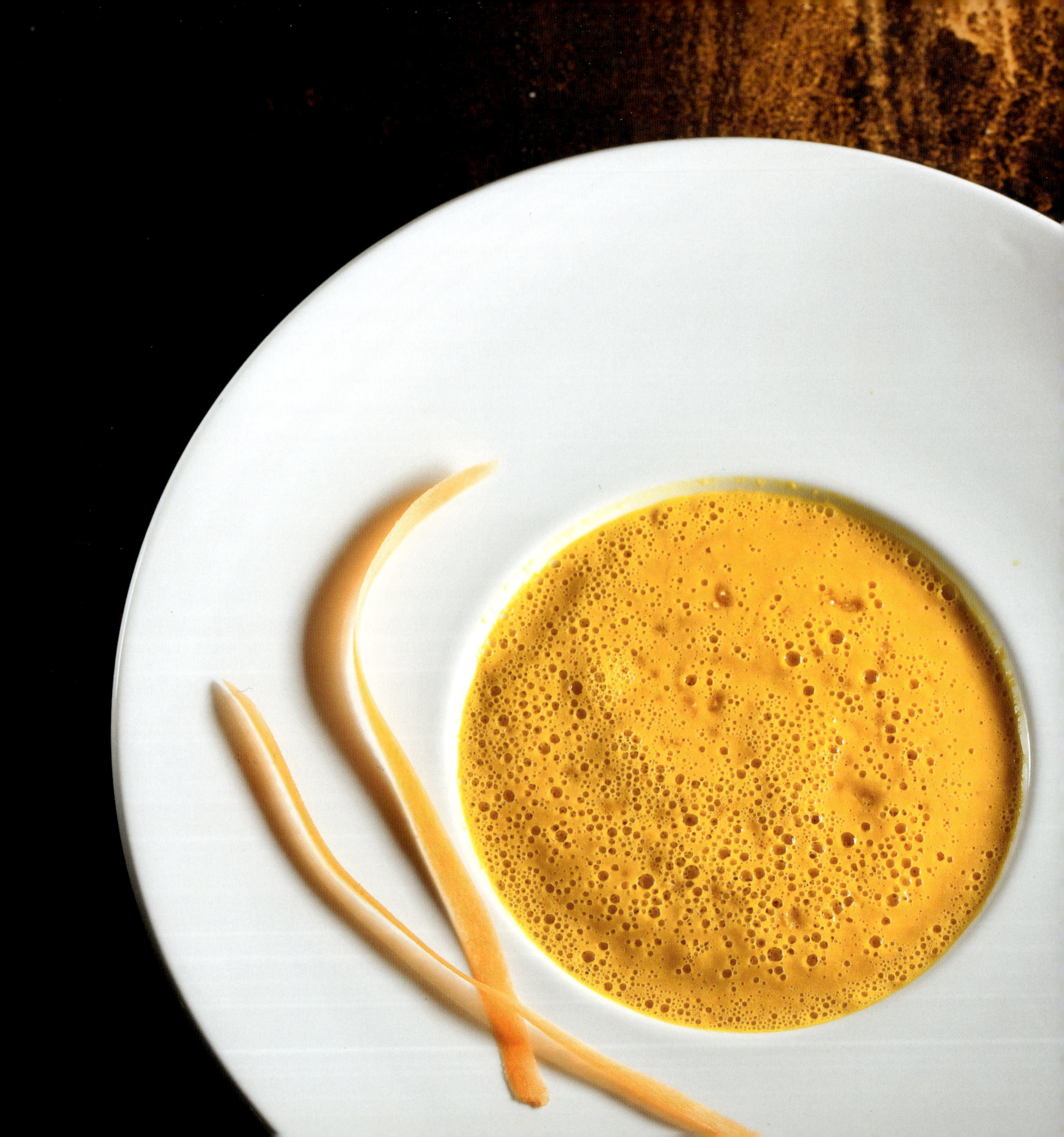

KAROTTEN-INGWER-SUPPE

MIT KURKUMA

Ingwer harmoniert sehr gut mit Karotten und verleiht dieser Suppe eine angenehme Schärfe und das gewisse Etwas!

ZUTATEN
FÜR 2–3 PORTIONEN

250 g Karotten
1 kleine Kartoffel
1 Schalotte
15 g Ingwer
500 ml Hühnersuppe
½ TL Kurkuma
2 TL Sojasauce
1 EL Magertopfen
½ EL Koriander, gehackt
1 Schuss Orangensaft

Karotten und Kartoffel schälen, in etwa 1 cm dicke Scheiben schneiden. Die Schalotte schälen, grob hacken und den geschälten Ingwer in feine Scheiben schneiden.

Alles zusammen in der Hühnersuppe mit Kurkuma ca. 20 Minuten weich kochen, anschließend fein pürieren.

Die Sojasauce und den Magertopfen hinzufügen und mit Koriander abschmecken.

Tipp: Ein Schuss Orangensaft verleiht dem Gericht eine ganz besondere Note.

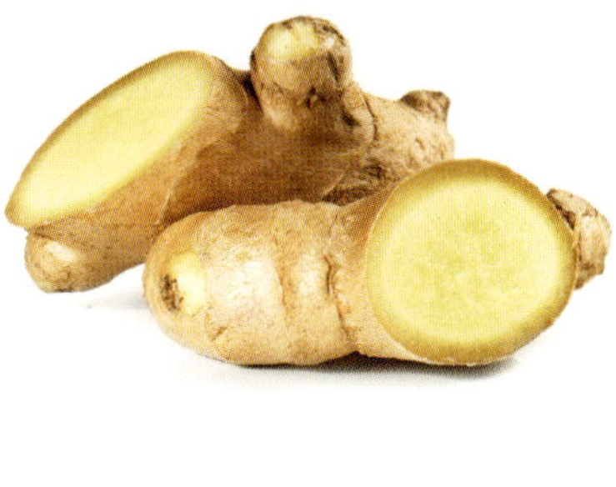

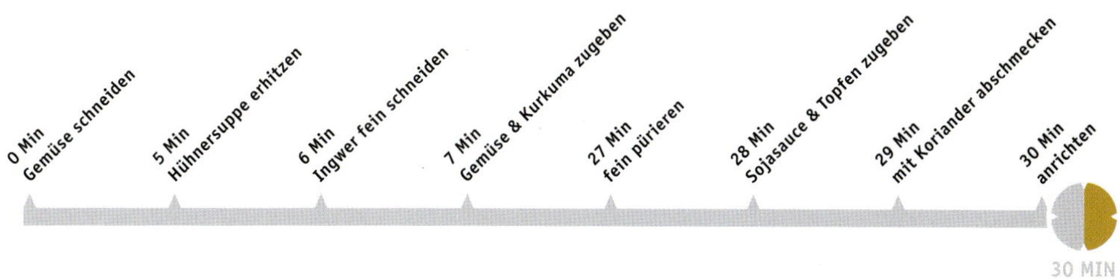

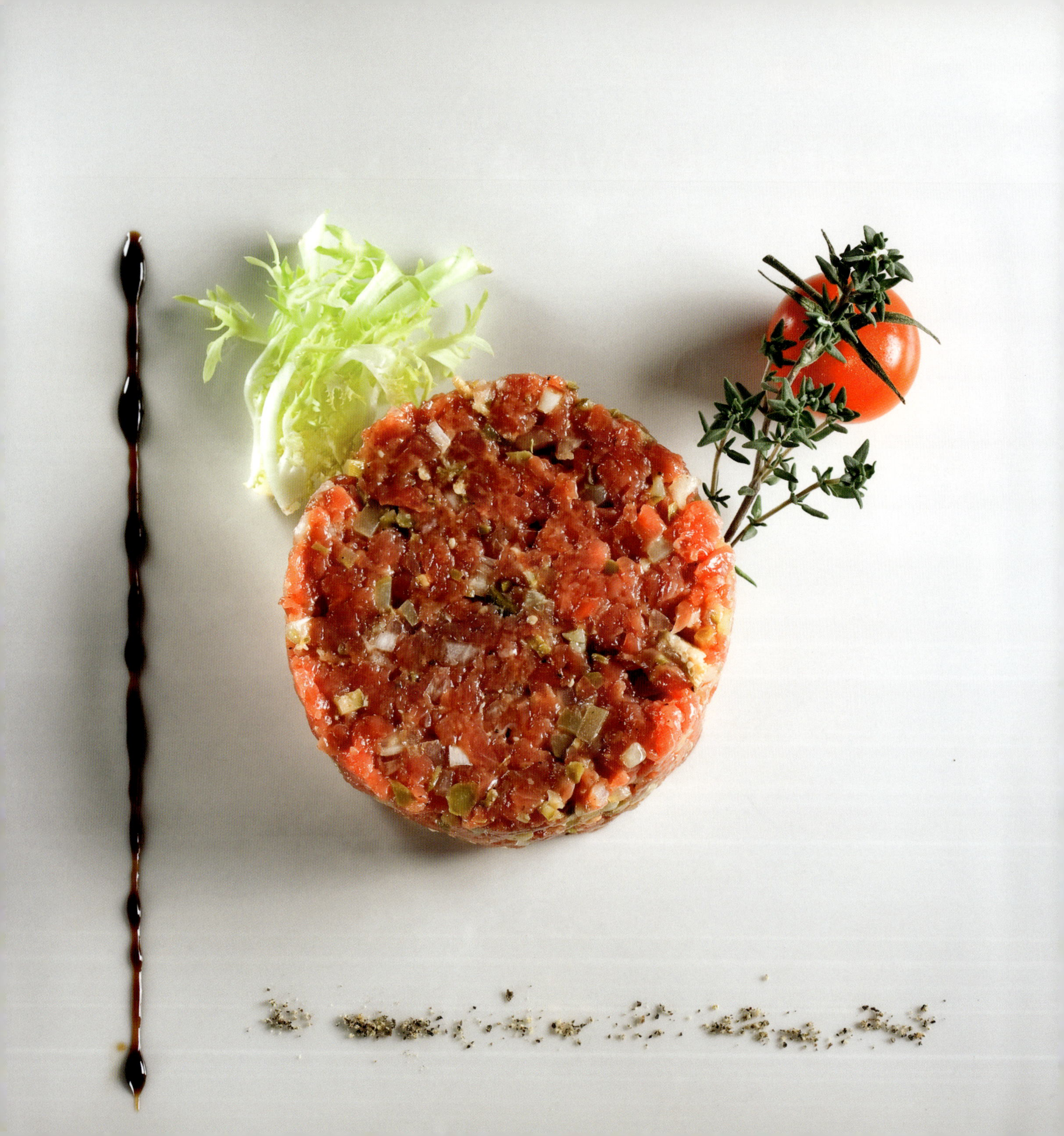

BEEF TATAR

Dieser Klassiker passt perfekt in das Konzept der Haiges-Methode. Ein einfaches Rezept direkt aus der Haubenküche, das begeistert!

ZUTATEN

150 g Rinderfilet
1 Schalotte oder Zwiebel
½ Essiggurke
½ EL mittelgroße Kapernbeeren
1 Eigelb
½ TL Senf
½ EL Ketchup
Salz, Pfeffer
Cayennepfeffer

Das Rinderfilet oder den Rinderrücken von Fett und Flachsen befreien. Das Filet in ca. 3–4 mm feine Scheiben schneiden, diese in 3–4 mm dünne Streifen schneiden. Die Fleischstreifen um 90 Grad drehen, so dass diese nun quer vor Ihnen liegen, und in 3–4 mm kleine Würfel schneiden.

Schalotte (oder Zwiebel), Essiggurke und Kapernbeeren fein hacken und mit dem geschnittenen Fleisch gut vermengen. Eigelb, Senf, Ketchup, Salz, Pfeffer und Cayennepfeffer ebenfalls untermengen und abschmecken.

Tipp: Das Fleisch erst kurz vor dem Servieren hacken, da es sonst grau wird. Um die Kosten niedriger zu halten, kann man auch Rinderrücken verwenden. Wer möchte, kann auch etwas gehackte Petersilie zugeben.

Dazu eignet sich hervorragend ein bisschen Salat oder ein Wachtelspiegelei.

Nicht zu kalt servieren!

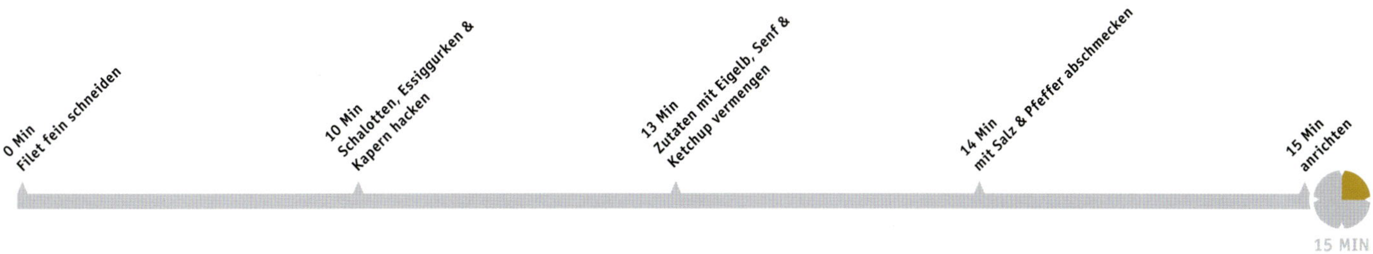

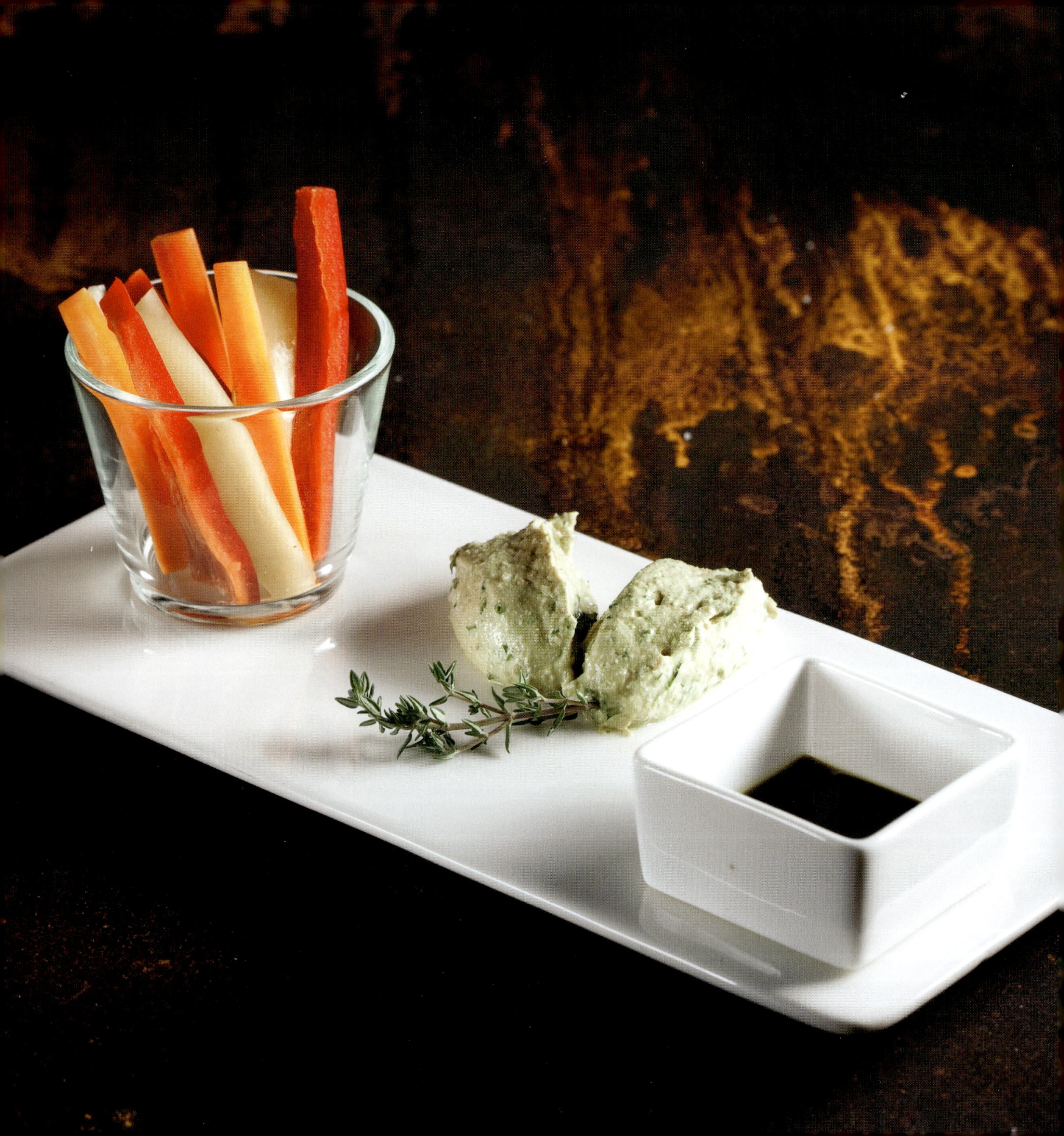

KRÄUTERTOPFEN
MIT KERNÖL UND GEMÜSE

Eignet sich wunderbar als Jause am Arbeitsplatz oder für zwischendurch.

ZUTATEN
FÜR 2 PORTIONEN

½ Zwiebel
1 Bund Kerbel
½ Bund Schnittlauch
500 g Magertopfen
etwas Kürbiskernöl
1 Prise Kümmel, gemahlen
7 EL Milch
Salz, Pfeffer

beliebig viel Gemüse
(z. B. Karotten, Kohlrabi, Paprikaschoten, Gurken)

Die Zwiebel schälen und in kleine Würfel schneiden. Den Kerbel fein hacken und den Schnittlauch in Röllchen schneiden.

Topfen mit der würfelig geschnittenen Zwiebel, Kräutern, Kernöl, Kümmel und Milch vermengen und mit Salz und Pfeffer würzen.

Das Gemüse waschen, putzen und in Streifen schneiden und zum Kräutertopfen reichen.

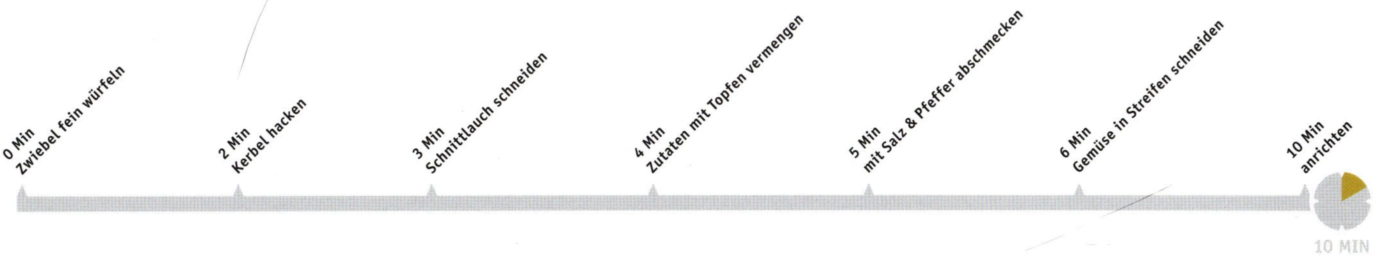

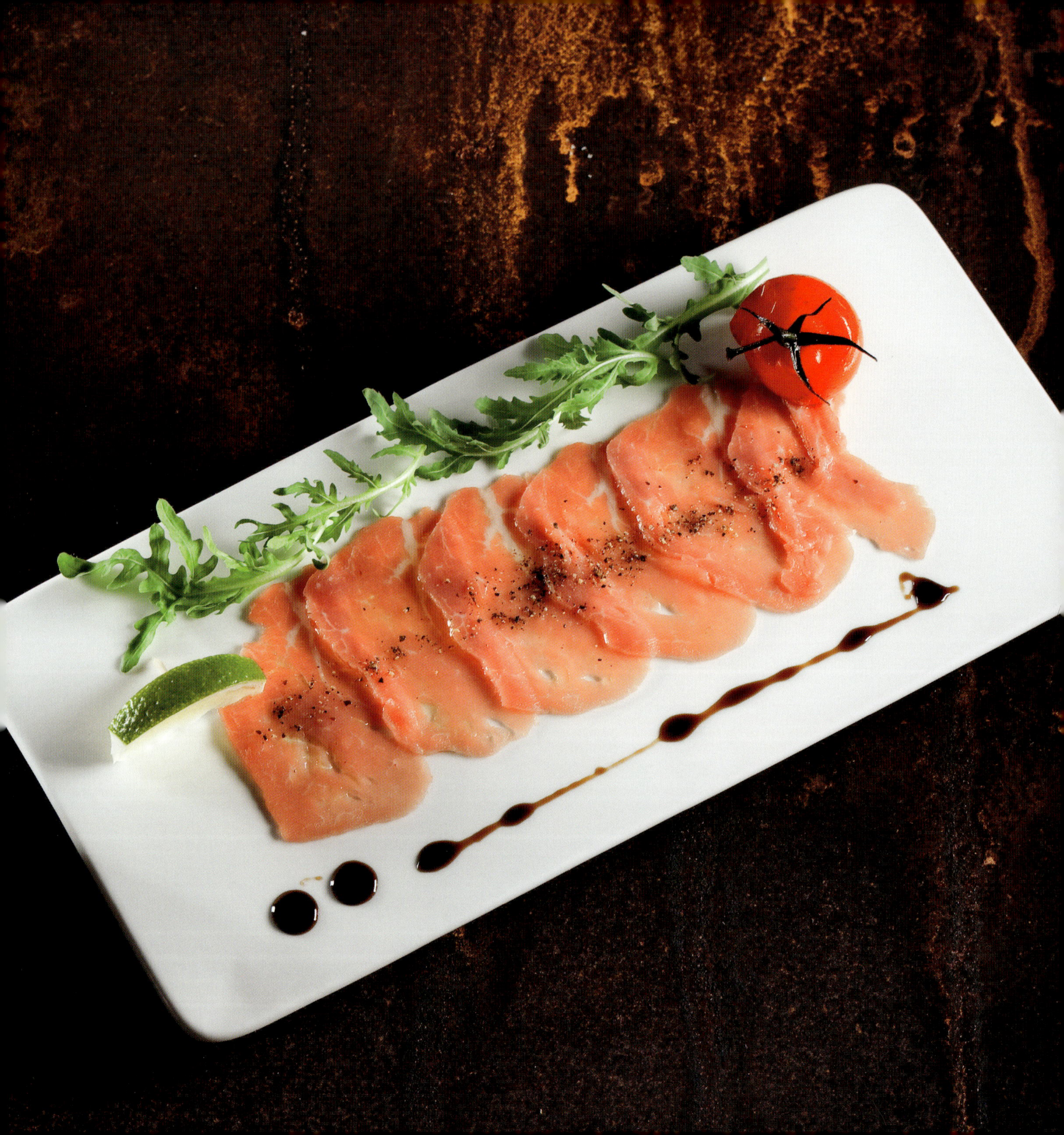

KALBSCARPACCIO

MIT RUCOLA

Kalbfleisch ist zarter und heller als Rindfleisch und hat je nach Alter und Fütterung eine hellrote, rosa oder auch weißliche Farbe.

ZUTATEN

100 g Kalbsfilet
Salz, Pfeffer
½ Bund Schnittlauch
1 Bund Rucola

Vinaigrette
1 EL Olivenöl
1 TL Zitronensaft
schwarzer Pfeffer, frisch gemahlen
Salz

Kalbsfilet (möglichst Mittelstück) in hauchdünne Scheiben schneiden und zwischen zwei Lagen Frischhaltefolie hauchdünn klopfen, Fleischscheiben auf einem Teller auslegen.

Für die Vinaigrette Olivenöl und Zitronensaft verrühren, mit Pfeffer und Salz würzen.

Das Fleisch salzen und pfeffern, Schnittlauch in Röllchen schneiden, Rucola waschen und gut abtropfen lassen, danach auf dem Teller mit dem Fleisch anrichten, Vinaigrette auf das Fleisch und den Rucola träufeln. Mit dem Schnittlauch bestreuen und servieren.

Tipp: Carpaccio kann man gut vorbereiten und einfrieren: Das Fleisch wie beschrieben klopfen und in der Frischhaltefolie einfrieren. Wenn man es braucht, ist es innerhalb von 2 Minuten aufgetaut: Die Fleischscheiben einfach gefroren auf einen Teller legen und mit der Vinaigrette marinieren.

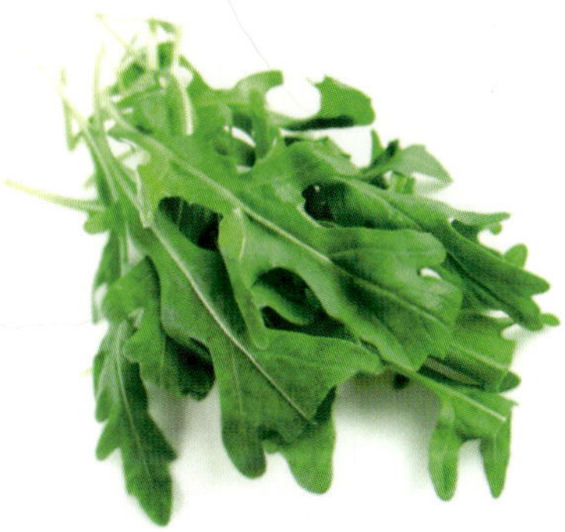

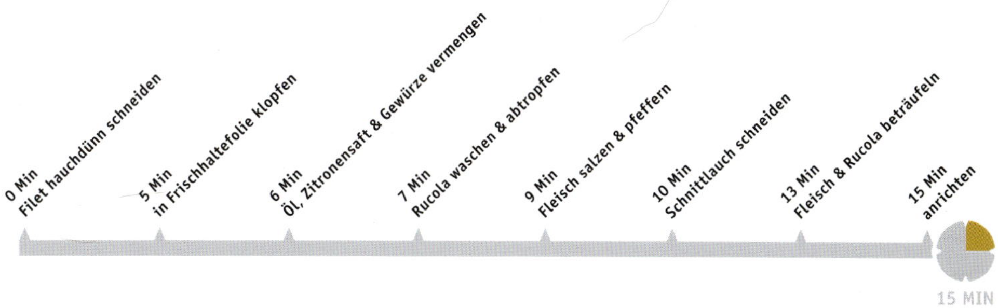

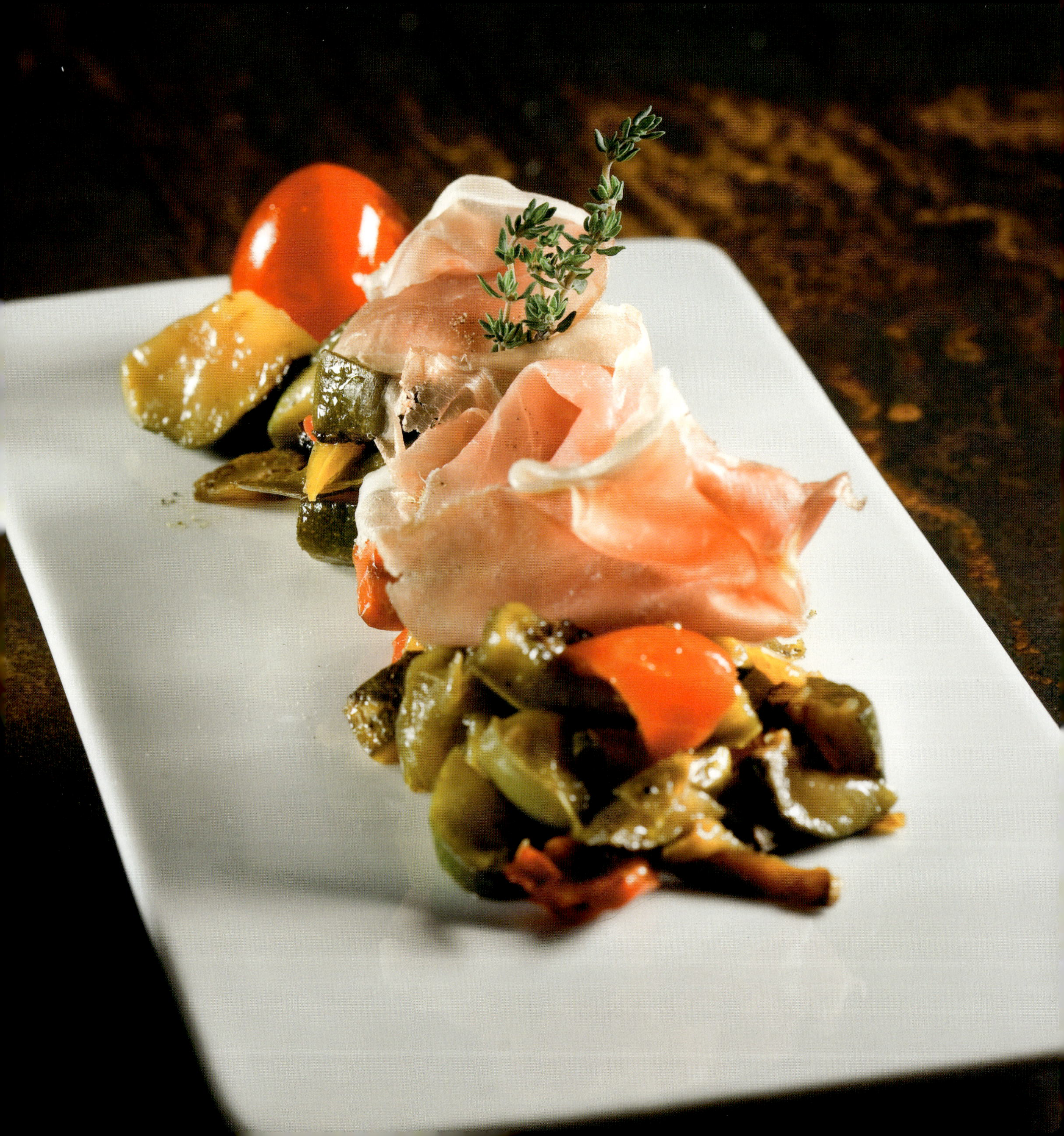

GEBRATENE ANTIPASTI

MIT PARMASCHINKEN

Antipasti kann man gut vorbereiten, weil das Gemüse auch kalt sehr gut schmeckt. Ein tolles Gericht zum Mitnehmen an den Arbeitsplatz.

ZUTATEN

¼ Zucchini
¼ Aubergine
¼ rote Paprikaschote
2 Kirschtomaten
Olivenöl
½ Knoblauchzehe
1 Zweig Rosmarin
1 Zweig Thymian
Salz, Pfeffer
3 Blatt Parmaschinken

Das Gemüse waschen, putzen, trocknen und in mundgerechte Stücke schneiden. Eine Pfanne mit Olivenöl erhitzen und die einzelnen Gemüsesorten mit dem geschälten und grob gehackten Knoblauch und den gehackten Kräutern scharf anbraten.

Gebratene Gemüsestücke auf Küchenpapier legen und abtropfen lassen. Mit Salz und Pfeffer würzen und mit Parmaschinken anrichten.

Tipp: Diesen Vorspeisenklassiker kann man anstatt mit Olivenöl auch mit Sonnenblumenöl zubereiten. Schmeckt wunderbar zu Salat!

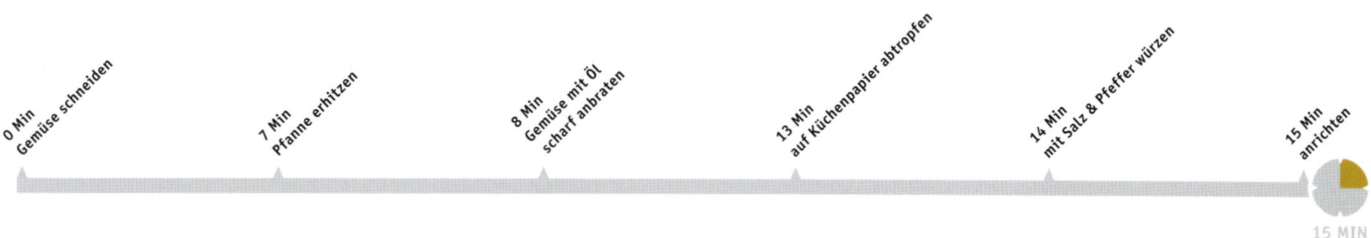

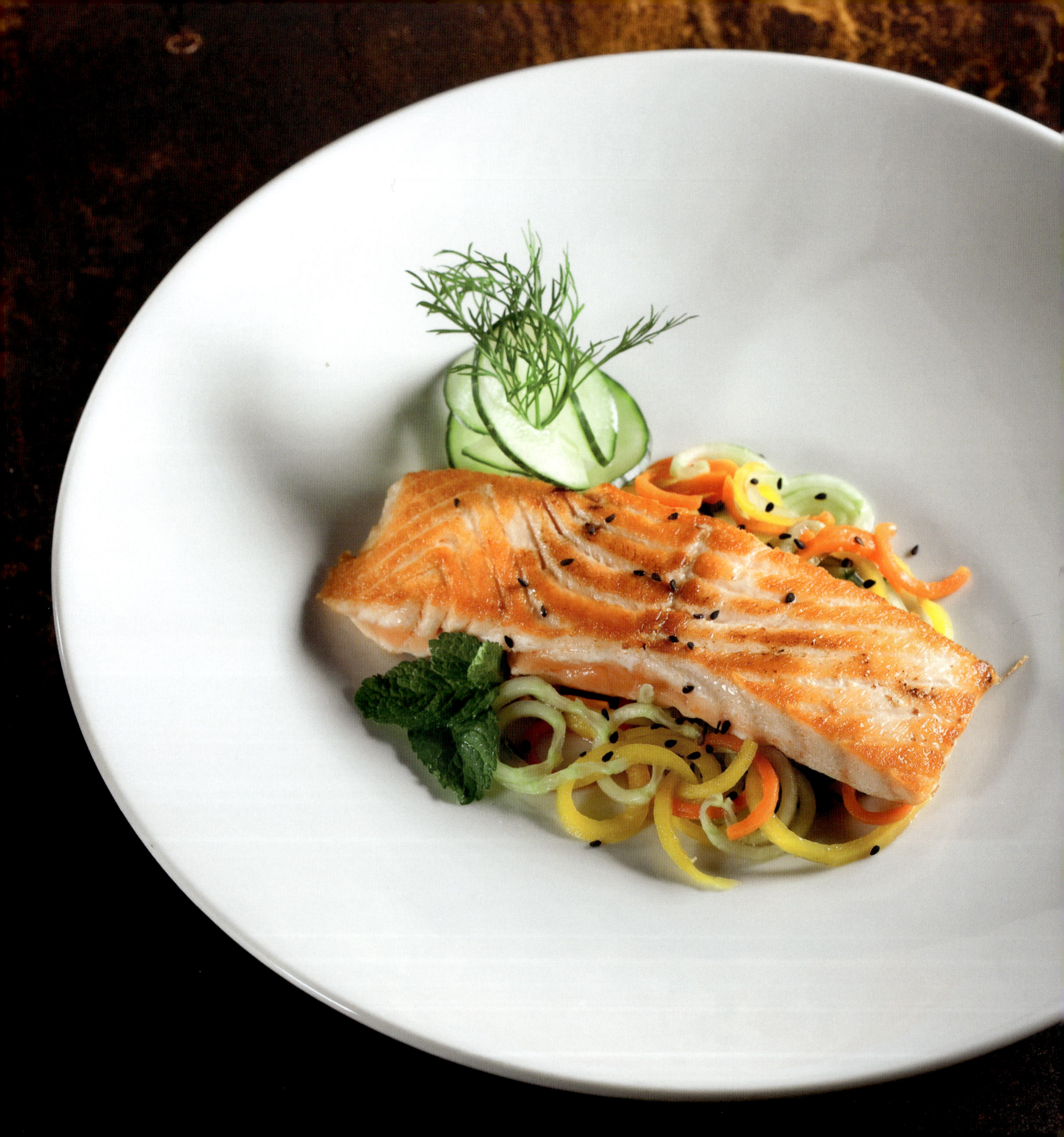

LACHSFILET

AUF ASIASALAT

Die Marinade ist das Besondere an diesem Salat, der geschmacklich hervorragend zum Lachs passt.

ZUTATEN

1 schmales Lachsfiletstück (ca. 100 g)
Salz, Pfeffer
½ Salatgurke
1 Karotte
1 gelbe Karotte
etwas Sesamöl
etwas Sojasauce
Limettensaft

Dressing
1 TL Sesamöl
1 TL Sojasauce
1 TL Reisweinessig
Salz, Pfeffer
1 Minzezweig
1 Korianderzweig

Das Lachsfilet waschen, trocken tupfen, salzen und pfeffern.

Gurke waschen, in dünne Scheiben hobeln und auf einem Teller verteilen, Karotten in feine Streifen schneiden.

Für das Dressing Sesamöl, Sojasauce, Reisweinessig, Salz und Pfeffer gut verrühren. Minze und Koriander waschen, Blättchen abzupfen, unter das Dressing mischen und über die Gurken und die fein geschnittenen Karotten verteilen.

Eine Pfanne mit Sesamöl erhitzen, Lachsfilets darin von beiden Seiten scharf anbraten, mit etwas Sojasauce und 50 ml Wasser ablöschen und fertig garen.

Lachsfilets auf dem Asiasalat anrichten und mit Limettensaft beträufeln.

Tipp: Wer keinen Reisweinessig zu Hause hat, kann auch weißen Balsamico-Essig verwenden. Für den geschmacklichen Kick kann man eine fein geschnittene Chilischote zum Salat geben.

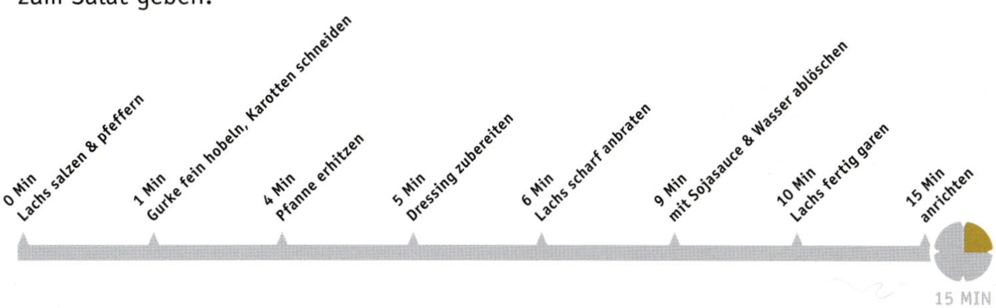

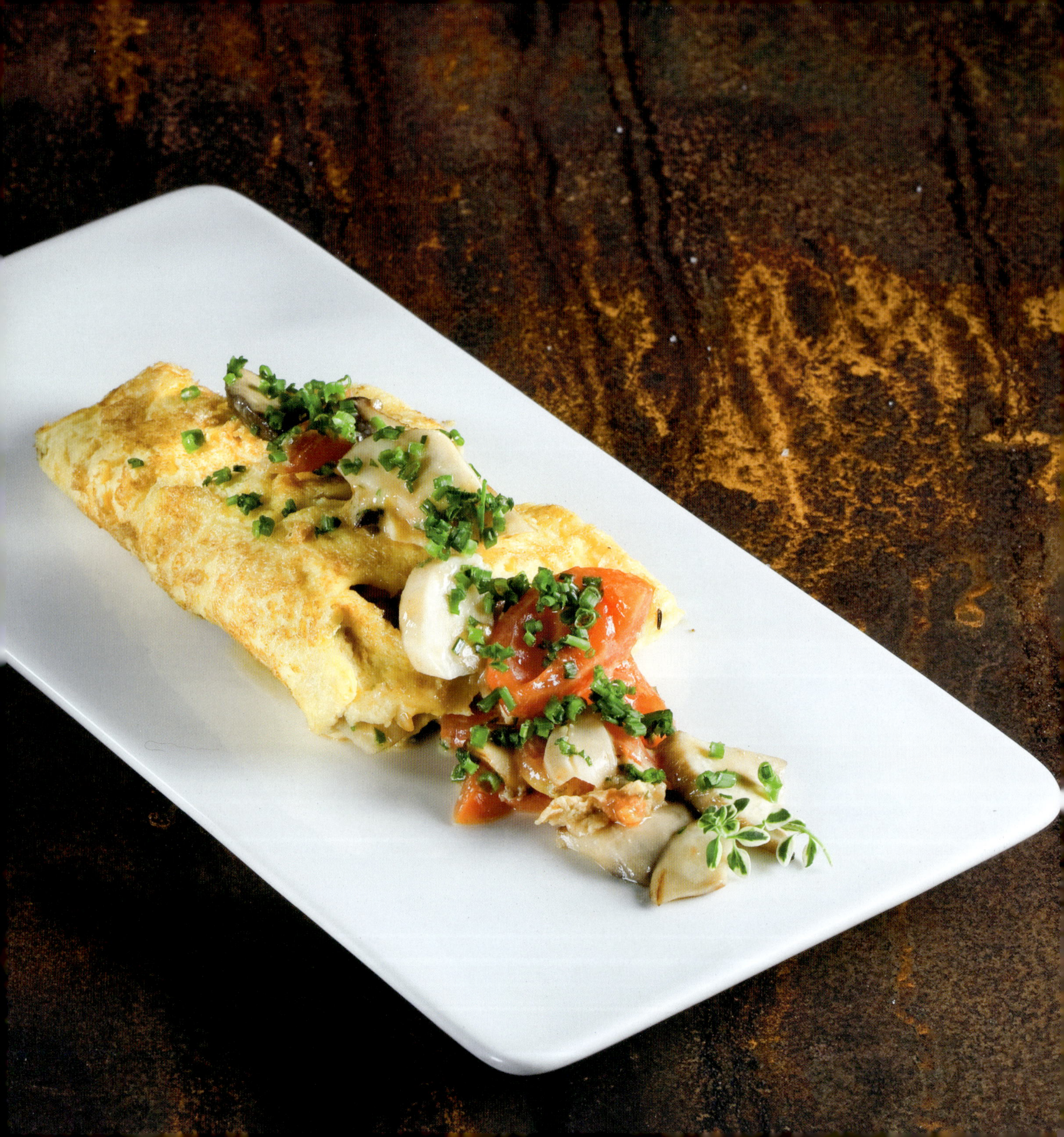

TOMATENOMELETT

MIT CHAMPIGNONS UND KRÄUTERN

Besonders raffiniert schmeckt dieses Rezept
mit etwas Kürbiskernöl aus der Steiermark!

ZUTATEN

1 Tomate
½ Schalotte
5 Champignons
Salz, Pfeffer
Olivenöl
4 Eier
Schnittlauch
Petersilie

Die Tomate würfeln, Schalotte und die Champignons klein schneiden, mit Salz und Pfeffer würzen und in Olivenöl in einer Pfanne anbraten.

Die Eier verquirlen, leicht salzen, pfeffern und bei mittlerer Hitze in die Pfanne zum Gemüse geben. Wenn die Masse halb gestockt ist, das Omelett zusammenklappen.

Kräuter klein schneiden und darüberstreuen.

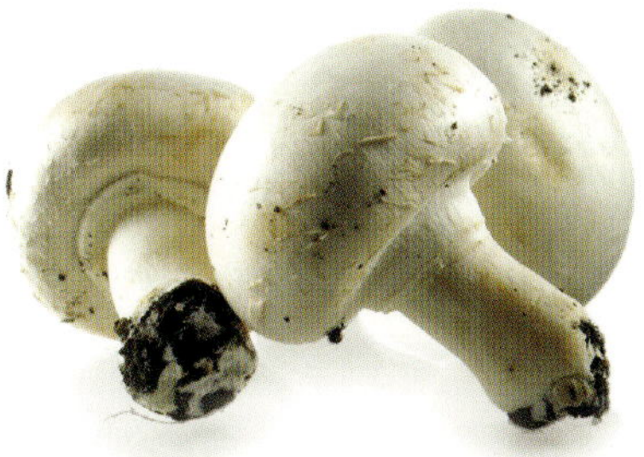

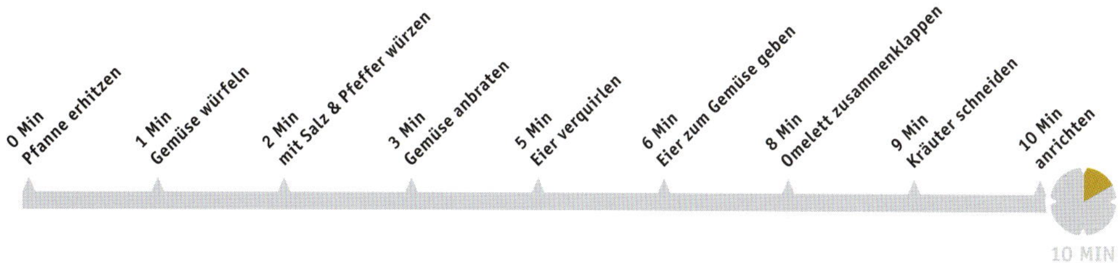

ASIA-HACKSTEAK

ZUTATEN

150 g Rinderfaschiertes
½ Zwiebel, ¼ TL Senf
Curry, Paprika, Cayennepfeffer, Salz und Pfeffer
½ Eiweiß
1 EL Ketchup
30 g Magertopfen
½ Paprikaschote
½ EL Olivenöl
¼ Dose Sojabohnenkeimlinge
2 TL Sojasauce

Das Faschierte, fein gehackte Zwiebel, Gewürze, Eiweiß, Ketchup und Topfen gut vermengen.

Aus dieser Masse Hacksteaks (Laibchen) formen, diese auf beiden Seiten scharf anbraten und im vorgeheizten Backofen bei 160 °C oder auf dem Grill 6–7 Minuten fertig garen.

Die Paprikaschote in feine Streifen schneiden, etwas Öl in einer Pfanne erhitzen, Paprikastreifen darin kurz dünsten und mit Salz und Cayennepfeffer würzen.

Sojabohnenkeimlinge und Sojasauce hinzufügen, kurz mitdünsten und das Gemüse zusammen mit den Hacksteaks servieren.

Tipp: Man kann auch frischen, gehackten Koriander hinzufügen.

RUCOLA-OMELETT

ZUTATEN

4 Eier
Salz und Pfeffer
1 Hand voll Rucola
8 Kirschtomaten
3 Frühlingszwiebeln
etwas Olivenöl

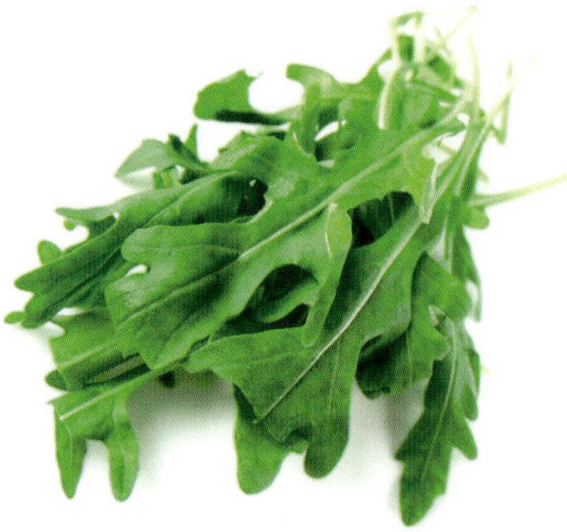

Die Eier in einer Schüssel verquirlen und mit Salz und Pfeffer würzen.

Rucola und Tomaten waschen und trocknen, den Rucola in mundgerechte Stücke zupfen und die Tomaten vierteln. Die Frühlingszwiebeln waschen, putzen und in feine Scheiben schneiden.

Rucola, die Frühlingszwiebeln und die Tomaten zu den verquirlten Eiern geben und vorsichtig vermischen. Das Olivenöl in einer Pfanne erhitzen, die Eiermasse eingießen und das Omelett braten, bis das Ei gestockt ist.

TOMATEN MIT MOZZARELLA
UND BALSAMICO-ESSIG

ZUTATEN

2 Tomaten
1 Hand voll Rucola, 5 Blätter Basilikum
1 Kugel Mozzarella, 5 g Pinienkerne

Dressing
7,5 ml dunkler Balsamico-Essig
½ Knoblauchzehe, gehackt
Saft von ¼ Limette
Salz, Pfeffer, etwas Senf
15 ml Olivenöl

Tomaten, Rucola und Basilikumblätter waschen und trocknen. Tomaten und Mozzarella in Scheiben schneiden. Pinienkerne in der Pfanne ohne Öl goldbraun anrösten. Rucolablätter nestförmig auf einem Teller anrichten, Pinienkerne darauf verteilen. Jetzt abwechselnd die Tomaten- und Mozzarellascheiben sowie die Basilikumblätter locker auf 4 Holzspieße aufspießen, zwischendurch einige Rucolablätter einlegen. Die fertigen Spieße ins Rucolanest legen. Das Ganze mit dem fertigen Dressing überträufeln.

Für das Dressing: Balsamico-Essig mit Knoblauch, Limettensaft, Salz und Pfeffer verrühren. Danach den Senf einrühren und anschließend unter ständigem Rühren sehr langsam das Öl zugießen.

Tipp: Am besten schmeckt Büffelmozzarella.

FASCHIERTE LAIBCHEN
MIT TOMATENSALAT

ZUTATEN

150 g gemischtes Faschiertes
1 Ei
Schnittlauch, Kräuter nach Belieben
Salz, Pfeffer

Salat
75 g Rucola, 50 g Kirschtomaten
Olivenöl, Zitronensaft
Salz, Pfeffer
15 g Pinienkerne, geröstet

Backofen auf 180 °C vorheizen. In einer Schüssel Faschiertes, Ei, Kräuter, Salz und Pfeffer gut miteinander vermischen. Mit den Händen kleine Laibchen formen und auf das mit Backpapier ausgelegte Backblech legen. Die Laibchen etwa 20 Minuten im Backofen braten, bis die Laibchen gar sind (Zeit kann etwas variieren, je nach Größe der Laibchen). Rucola und Tomaten waschen und gut abtropfen lassen. Tomaten in kleine Spalten schneiden. Für das Dressing Olivenöl, Zitronensaft, Salz und Pfeffer gut vermischen.

Rucola, Tomaten und geröstete Pinienkerne auf Tellern anrichten, etwas Dressing darüberträufeln.

Die Laibchen aus dem Ofen nehmen und zum Salat servieren.

Tipp: Schmeckt mit etwas Koriander besonders gut!

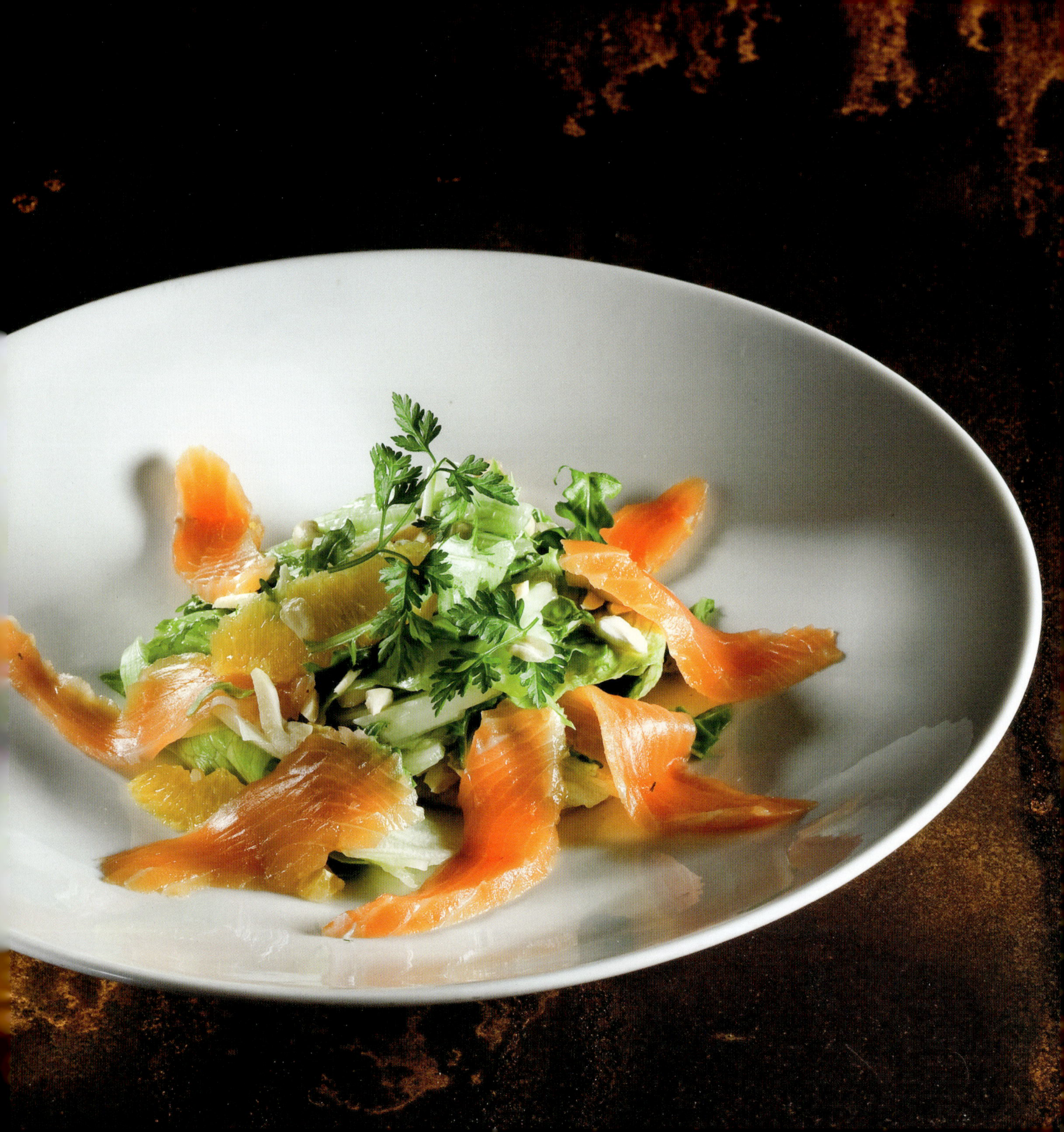

RÄUCHERLACHS
MIT ORANGE UND WALNUSS

Lachs zählt wegen seines hohen Omega-3-Fettsäure-Anteils zu den besonders gesunden Fischen.

ZUTATEN

50 g Räucherlachs
½ Orange
¼ Kopfsalat
15 g Rucola
5 g Walnüsse
Olivenöl
Balsamico-Essig
Salz, Pfeffer
½ TL Zitronensaft
Oregano

Den Räucherlachs in dünne Scheiben schneiden, die Orange filetieren. Den Kopfsalat und den Rucola waschen und gut abtropfen lassen, die Walnüsse in grobe Stücke hacken.

Salat in eine große Schüssel geben und mit Olivenöl und Balsamico-Essig vermengen. Den Lachs darüber verteilen und mit Salz, Pfeffer, Zitronensaft und Oregano abschmecken.

Tipp: Man kann die Räucherlachs-Menge auch gerne erhöhen. Alternativ schmeckt auch geräucherte Forelle wunderbar.

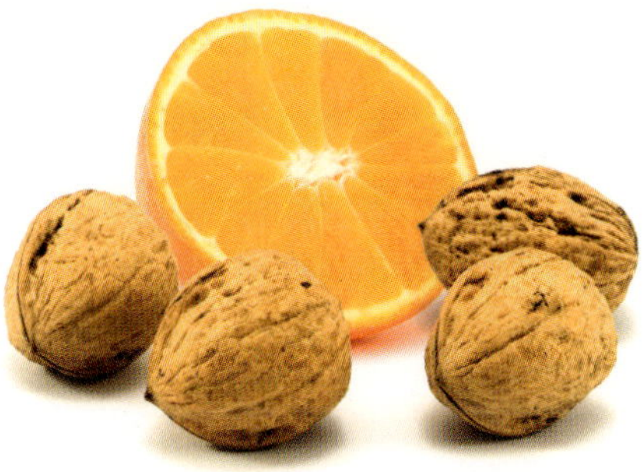

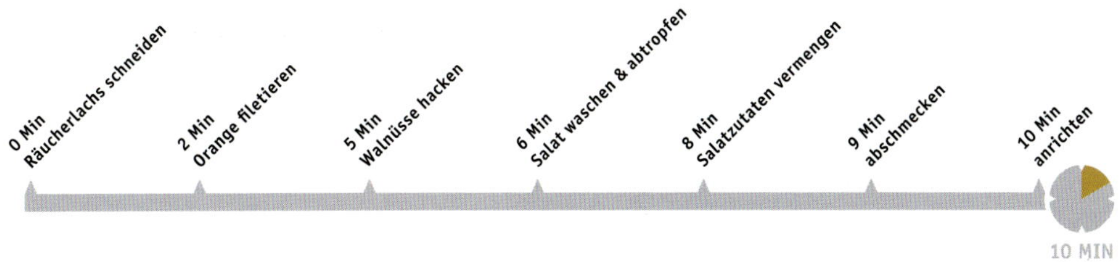

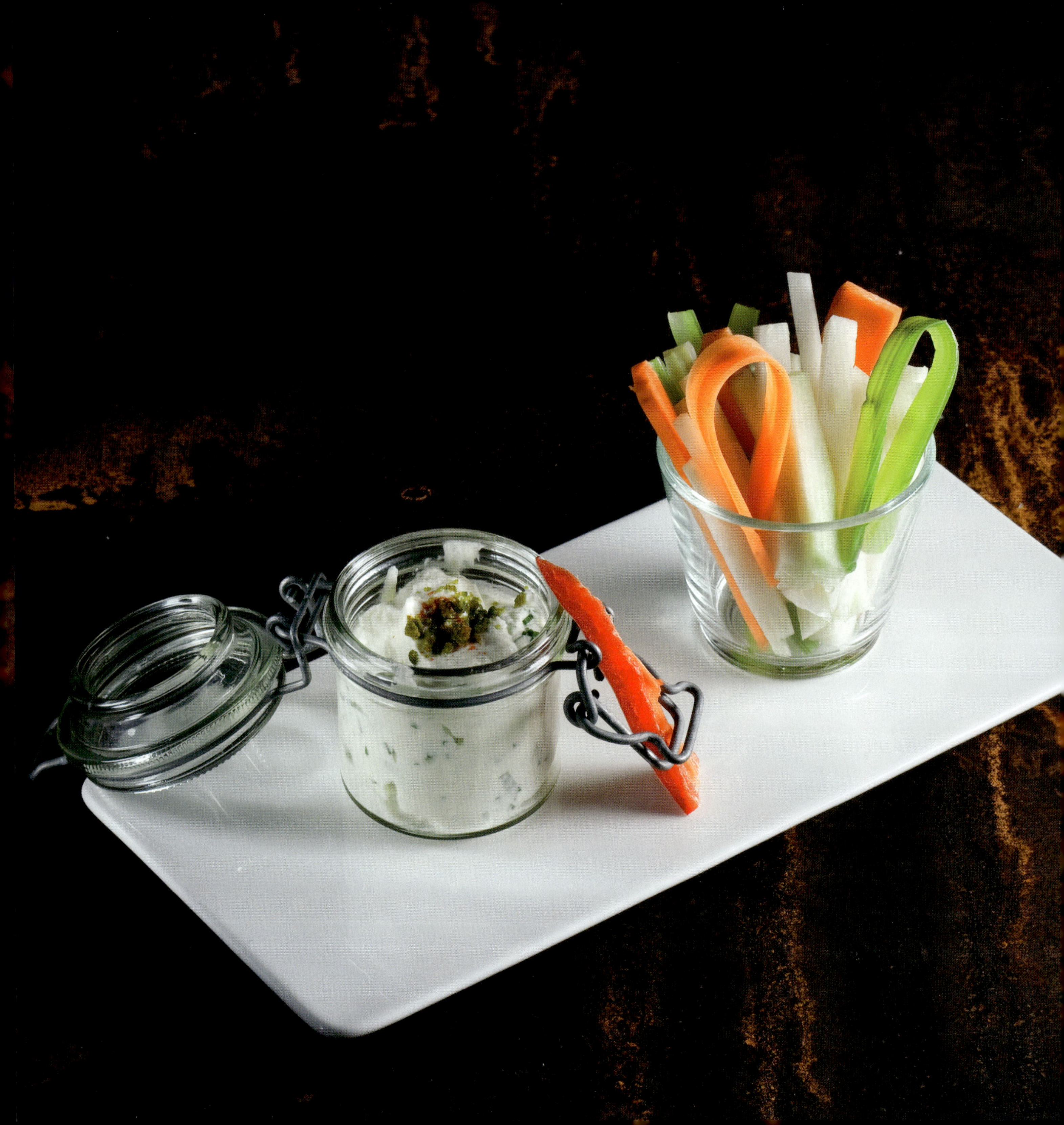

ROHES GEMÜSE

MIT ROBIOLA-DIP

Robiola, ein weißer, feinkörniger Frischkäse aus Kuh- oder Ziegenmilch, ist geschmacklich angenehm säuerlich und leicht würzig.

ZUTATEN

150 g Babykarotten
100 g Staudensellerie
1 rote Paprikaschote
1 Kohlrabi
50 g Robiola
3 EL Obers
1 EL Pistazien, gehackt
Salz, Pfeffer
1 Messerspitze Cayennepfeffer

Die Karotten und den Staudensellerie putzen. Die Selleriestangen in ca. 10 cm lange Stücke schneiden, diese ebenso wie die Karotten in dünne Streifen schneiden. Die Paprikaschote vom Kerngehäuse befreien und in Streifen schneiden. Den Kohlrabi schälen und in kleine Spalten schneiden.

Robiola mit einer Gabel fein zerdrücken. Obers und Pistazien untermischen und mit Salz, Pfeffer und Cayennepfeffer würzen.

Das rohe Gemüse mit dem Dip genießen.

Tipp: Anstatt des Robiola kann man auch einen Kräuterfrischkäse verwenden. Perfekter Snack für unterwegs oder am Arbeitsplatz!

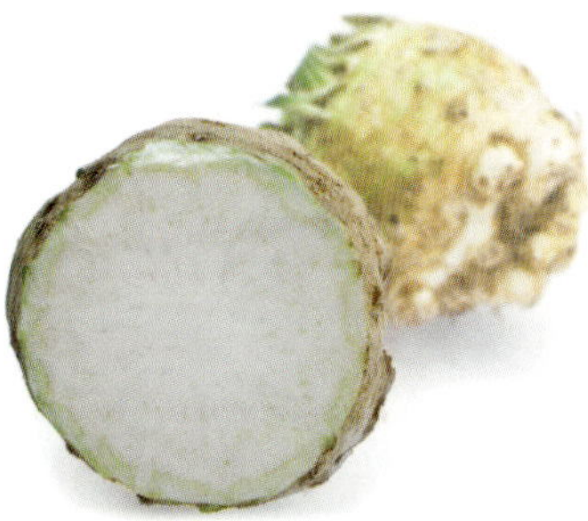

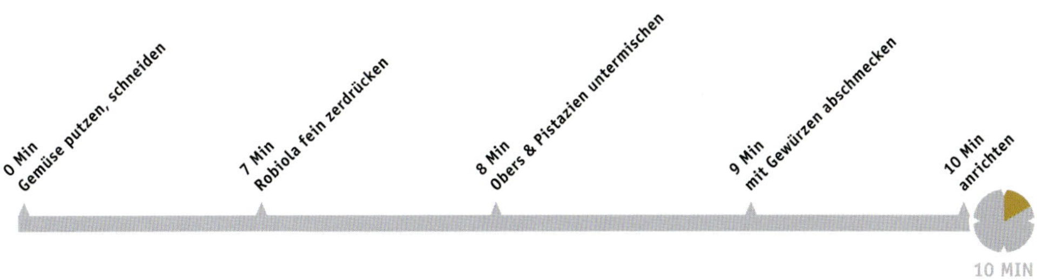

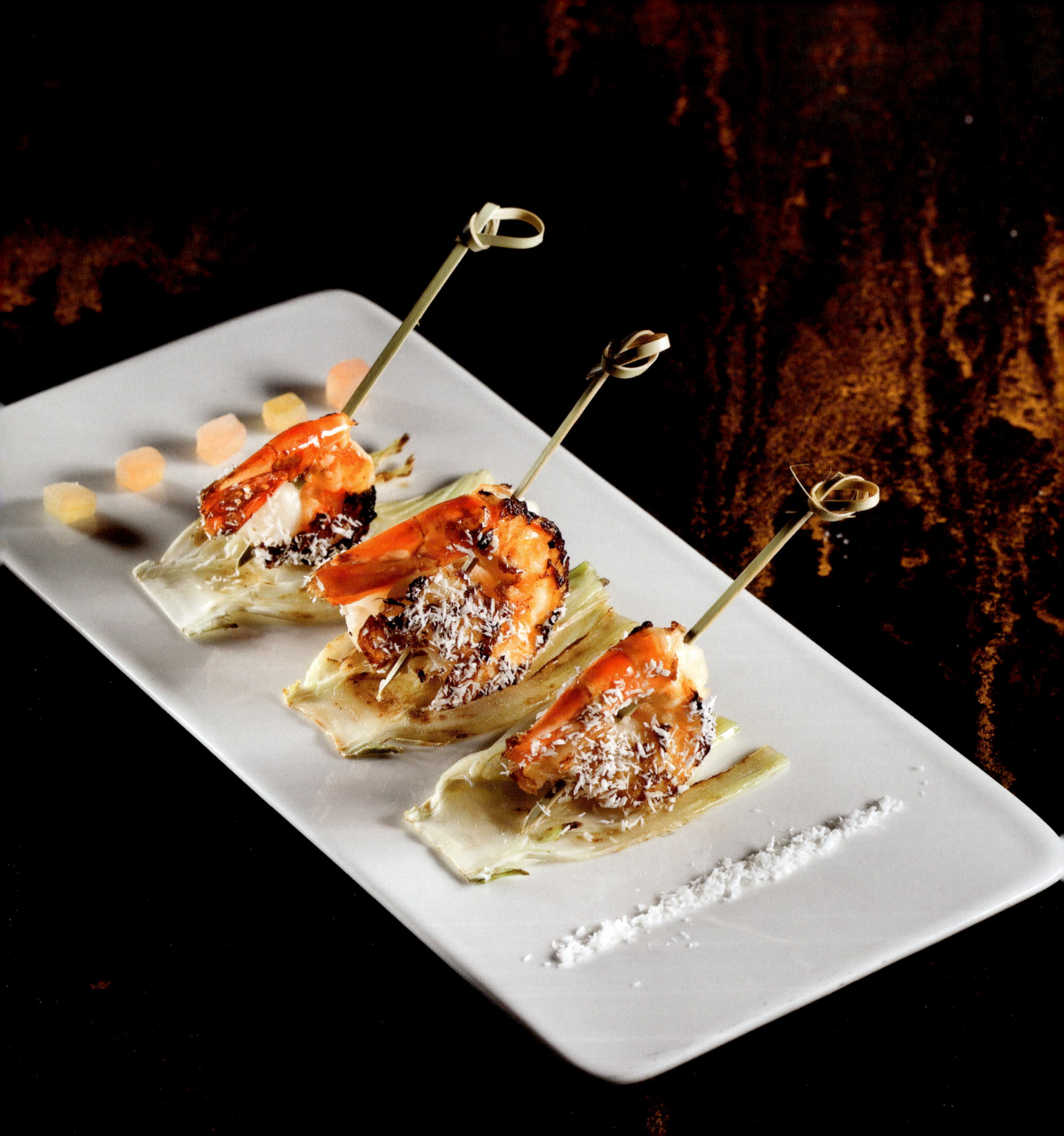

GARNELEN AUF FENCHEL

MIT CHILI UND KOKOSFLOCKEN

Fenchel passt hervorragend zu Fisch und Meeresfrüchten. Das Fenchelgrün ist ernährungsphysiologisch noch wertvoller als die Knolle. Daher das Grün zum Würzen verwenden!

ZUTATEN

3 Garnelen
1 Fenchelknolle
½ rote Chilischote
4 EL Pflanzenöl
2 TL Kokosflocken

Vinaigrette
1 EL Sherry-Essig
2 EL Traubenkernöl
Salz, Pfeffer

Garnelen schälen, halbieren, dabei den Darm entfernen. Fenchelknolle putzen, halbieren, den Strunk herausschneiden. Fenchelhälften in sehr dünne Scheiben schneiden und das frische Fenchelgrün fein hacken. Chilischote halbieren, von Kernen und weißen Adern befreien, Schote in feine Streifen schneiden.

Aus dem Sherry-Essig, dem Traubenkernöl, Salz und Pfeffer eine Vinaigrette rühren, die Fenchelscheiben unterheben, gut durchmischen und ziehen lassen.

In einer Pfanne das Öl erhitzen, Garnelen und Chilistreifen anbraten. Kokosflocken in die Pfanne geben, mit Salz und Pfeffer würzen. Die Garnelen wenden und fertig garen.

Die Garnelen auf dem marinierten Fenchel anrichten und mit gehacktem Fenchelgrün bestreuen.

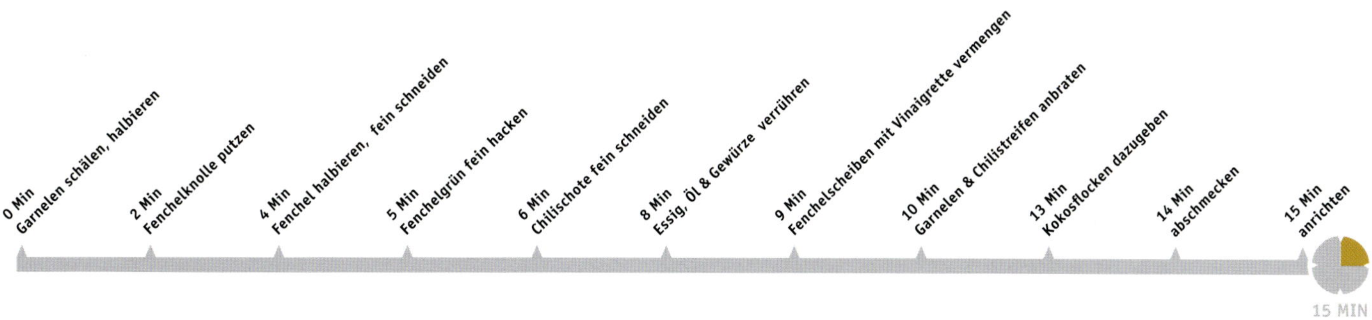

PUTENSTREIFEN AUF BLATTSALAT

ZUTATEN

100 g Blattsalate, gemischt
1 Tomate
50 g Champignons
1 getrocknete Tomate in Öl
½ TL Senf
1 EL Apfelessig
Salz, Pfeffer
2 EL Olivenöl
150 g Putenschnitzel
2 EL Olivenöl
1 EL Pinienkerne

Salat, Tomate und Champignons waschen und putzen. Salat in mundgerechte Stücke zupfen, Tomate würfeln. Pilze in Scheiben, Trockentomaten in Streifen schneiden. Senf mit Essig, Salz, Pfeffer und Öl gründlich verrühren, mit den Salatzutaten mischen.

Fleisch in Streifen schneiden, im Öl bei starker Hitze braten. Salat auf Tellern verteilen, mit Putenstreifen und Pinienkernen garnieren.

Tipp: Anstatt verschiedener Salate kann auch Vogerlsalat verwendet werden.

WILDKRÄUTERSALAT MIT PILZEN

ZUTATEN

80 g Wildkräutersalat
50 g Shiitake-Pilze
1 EL Haselnussöl
25 g Pinienkerne
Salz, Pfeffer

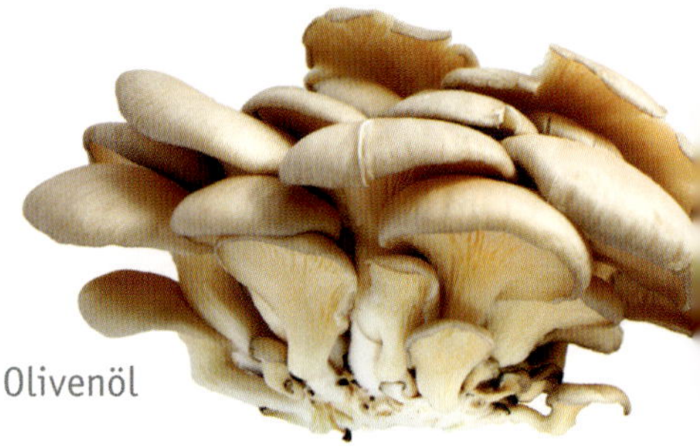

Marinade
1 EL Haselnussöl, 1 TL Olivenöl
1 EL Balsamico-Essig
1 EL Wasser (oder Gemüsesuppe)

Die Wildkräuter gründlich waschen und gut abtropfen lassen.

Shiitake-Pilze in Haselnussöl kurz anbraten, dann die Pinienkerne hinzugeben und mit Salz und Pfeffer würzen.

Für die Marinade alle Zutaten gut verrühren. Den Wildkräutersalat damit marinieren und zusammen mit den Pilzen und Pinienkernen auf einem Teller anrichten.

Tipp: Die Pilze kann man zusätzlich mit etwas Koriander würzen.

SPINATOMELETT
ASIA STYLE

ZUTATEN

1 rote Paprikaschote
2 EL Öl
¼ Tasse Spinat, gedünstet
Salz, Pfeffer
1 Prise Muskatnuss
4 Eier
¼ TL Teriyaki-Sauce*

Die Paprikaschote klein schneiden, 10 Minuten in wenig Öl dünsten und zur Seite stellen. Den gedünsteten Spinat in einer Pfanne im restlichen Öl etwa 3 Minuten anbraten und mit Salz, Pfeffer und Muskatnuss würzen. Das überschüssige Wasser abgießen.

In einer anderen Pfanne die verquirlten Eier kurz anbraten, die Paprikastücke, Spinat und Teriyaki-Sauce darauf verteilen, zu einem Omelett zusammenklappen und fertig braten.

* Teriyaki-Sauce ist in Supermärkten erhältlich und besteht aus Sojasauce, Ingwer, Mirin, Sake und Zucker oder Honig. Sie wird auch häufig für Fleischgerichte verwendet.

JAKOBSMUSCHELN
UND RUCOLA

ZUTATEN

3 Jakobsmuscheln
Salz, Pfeffer
etwas Zitronensaft
Olivenöl zum Braten

Salat
80 g Rucola
Olivenöl
Zitronensaft
Salz, Pfeffer

Jakobsmuscheln waschen und trocken tupfen, leicht salzen, pfeffern und mit Zitronensaft beträufeln.

Rucola waschen und gut abtropfen lassen. Für die Marinade Olivenöl, Zitronensaft, Salz und Pfeffer gut vermischen.

In einer Pfanne Olivenöl erhitzen und die Jakobsmuscheln ca. 1 Minute auf jeder Seite anbraten.

Rucola mit der Marinade vermischen und auf einem Teller mit den Jakobsmuscheln anrichten.

Tipp: Wer die Jakobsmuscheln ganz durchgebraten haben möchte, sollte sie ca. 2,5 Minuten je Seite anbraten. Kirschtomaten geben dem Gericht zusätzlich einen tollen Geschmack.

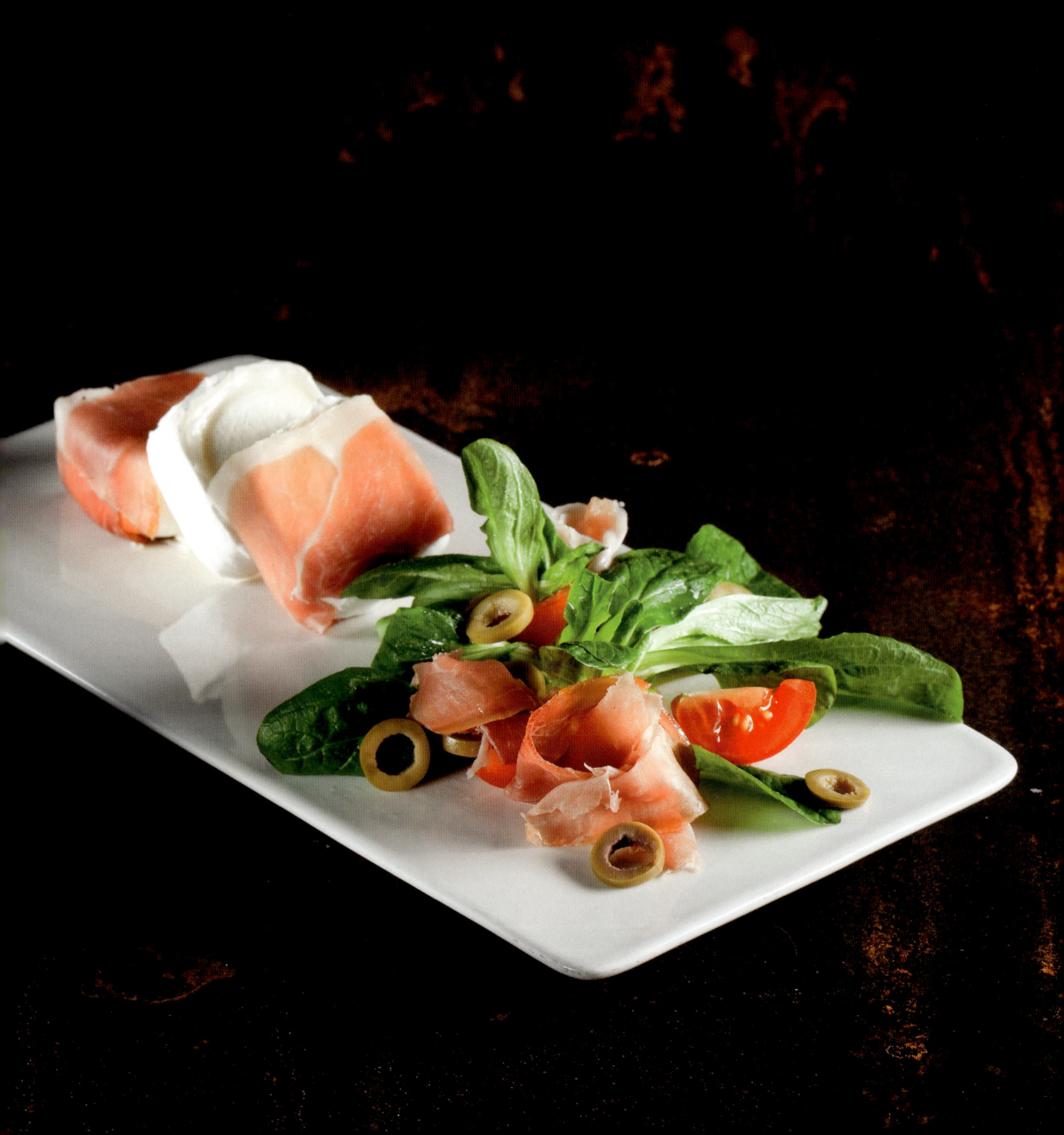

VOGERLSALAT

MIT ZIEGENKÄSE UND PARMASCHINKEN

Dieses Gericht ist einfach zuzubereiten und eignet sich hervorragend als Vorspeise oder kleine Hauptspeise!

ZUTATEN

80 g Vogerlsalat
30 g Kirschtomaten
2 Scheiben Ziegenkäse (2 cm dick)
2 Scheiben Parmaschinken
etwas Olivenöl
1 grüne Olive, ohne Kern und in Ringe geschnitten
eventuell 1 TL Sesam

Marinade
Olivenöl
Balsamico-Essig
Salz, Pfeffer

Vogerlsalat waschen und gut abtropfen lassen. Kirschtomaten vierteln.

Für die Marinade Olivenöl, Balsamico-Essig, Salz und Pfeffer gut vermischen.

Den Ziegenkäse mit dem Parmaschinken umwickeln. In einer Pfanne ein wenig Olivenöl erhitzen und die mit Parmaschinken umwickelten Ziegenkäsescheiben von beiden Seiten scharf anbraten.

Vogerlsalat auf einem Teller anrichten, die Tomaten und die Olivenringe darauf verteilen. Ziegenkäse mit Parmaschinken ebenfalls dekorativ auf dem Teller anrichten. Marinade über dem Salat verteilen, eventuell mit etwas Sesam bestreuen und servieren.

Tipp: Für die Marinade kann man auch Kürbiskernöl verwenden.

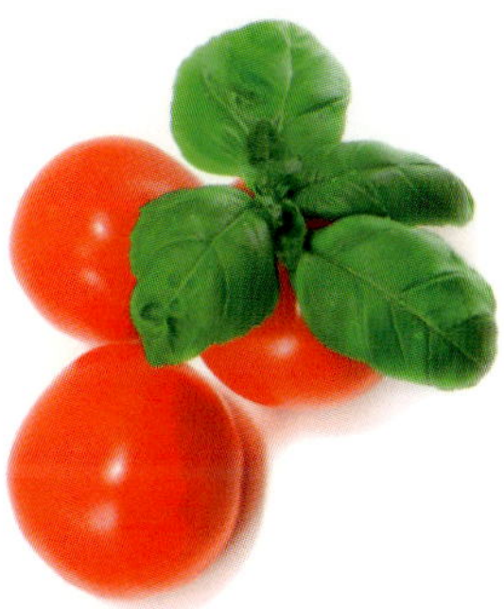

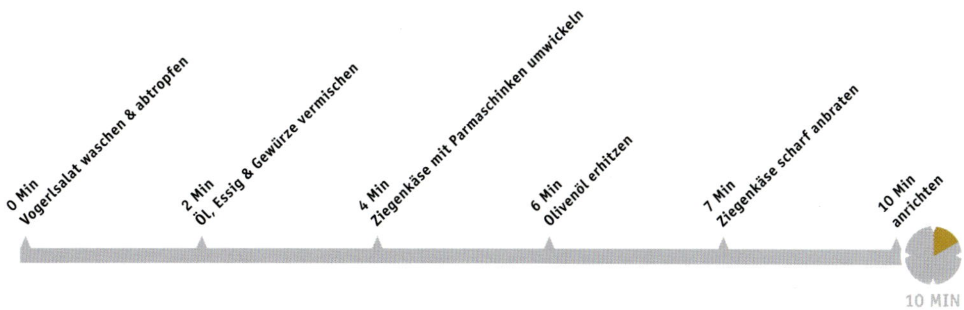

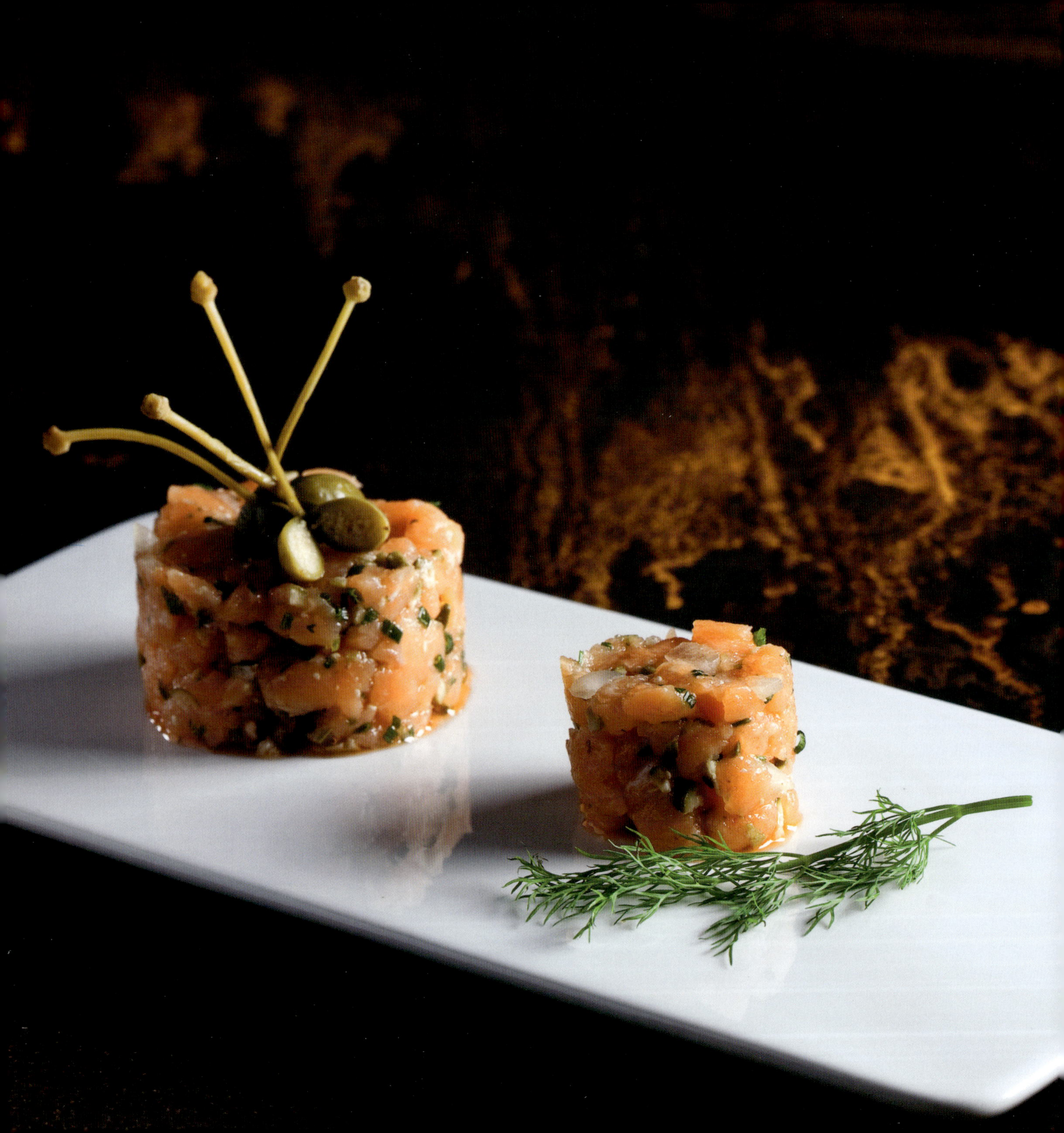

TATAR VOM LACHS

Besonders gut schmeckt diese Vorspeise, wenn man sie mit Graved Lachs* zubereitet.

ZUTATEN

125 g geräucherter Lachs
oder Graved Lachs*
1 TL Kapern
½ TL Dill
¼ Zwiebel, rot
2 EL Crème légère**
Zitronensaft
Salz, Pfeffer

Lachs, Kapern, Dill und Zwiebel sehr fein hacken. Mit Crème légère vermengen und mit Zitronensaft, Salz und Pfeffer abschmecken.

Tipp: Alternativ bietet sich auch die heimische Bachforelle an.

* Echter Graved Lachs wird nicht geräuchert, sondern eingebeizt. Nach dem Beizen wird der Lachs zur Reifung einige Tage lang kühl gelagert. Der Fisch wird bei bei dieser Methode nicht ganz so trocken wie in der traditionellen Herstellung, als man den gebeizten Lachs noch in Sand- oder Erdlöchern vergraben und mit Steinen beschwert hat. Durch diesen Druck und durch die Beize verlor der Lachs Wasser, fermentierte leicht und wurde dadurch länger haltbar.

** Crème légère ist eine Variante von Crème fraîche mit geringerem Fettgehalt (meist um die 20 %). Man kann aber auch Crème fraîche verwenden und diese im Verhältnis 2:1 mit Sauerrahm mischen.

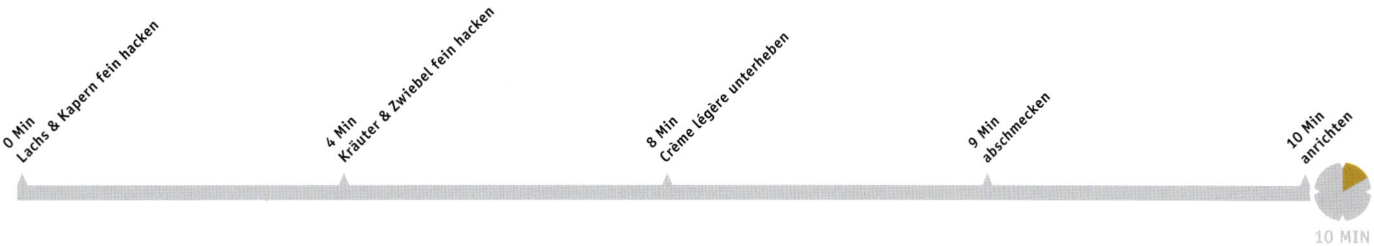

SCHINKEN-KÄSE-TALER

ZUTATEN

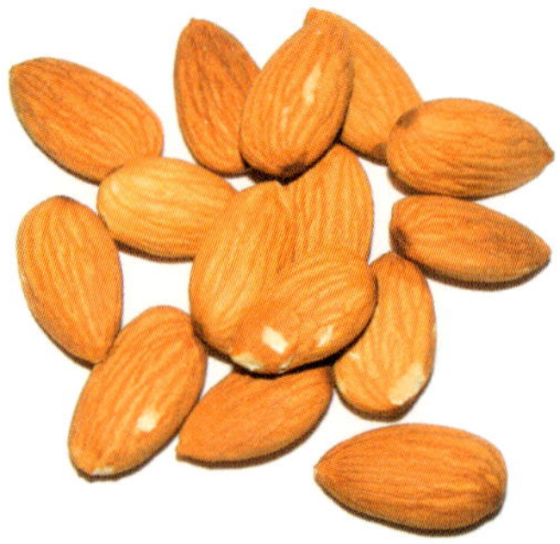

25 g Putenschinken
50 g Feta oder Mozzarella
125 g Magertopfen
¼ TL Backpulver
2 Eier
ca. 1 EL Haferflocken
1 EL Leinsamen
5 g Mandeln, fein gehackt
1 EL Öl für das Backblech

Den Backofen auf 210 °C vorheizen, ein Backblech mit Öl bepinseln.

Schinken und Käse in kleine Würfel schneiden, dann alle Zutaten gut miteinander verrühren.

Aus dieser Masse Häufchen auf das Backblech geben (jeweils 2 EL pro Häufchen) und ca. 20–25 Minuten im Backofen backen.

Die Häufchen zerlaufen beim Backen, deswegen nach der Hälfte der Zeit die Taler voneinander trennen und wenden.

SCHWEINEMEDAILLONS AUF SPARGEL

ZUTATEN

200 g Spargel (dünne Stangen)
3 Schweinemedaillons à 60 g
Salz, schwarzer Pfeffer aus der Mühle
Öl zum Braten
1 EL Butter
½ cm Ingwerwurzel
½ Zitrone
Thymian
Estragon

Spargel schälen und jede Stange in 3 Stücke schneiden. Schweinemedaillons salzen, pfeffern und in Öl kurz anbraten, aus der Pfanne nehmen und den Spargel im Bratsud 5 Minuten anbraten.

Währenddessen 1 El Butter schmelzen, salzen, pfeffern, den Ingwer und die Zitronenschale hineinreiben, den Zitronensaft auspressen und zur Butter geben, etwas Thymian und Estragon zugeben und verrühren.

Schweinemedaillons zum Spargel in die Pfanne geben, die Zitronenbutter darübergießen, Deckel auflegen und das Ganze bei kleiner Hitze ca. 10 Minuten dünsten, bis der Spargel gar, aber noch bissfest ist.

Tipp: Der Spargel kann auch vorgekocht werden, dann ist das Gericht schneller fertig.

FENCHEL-LACHS-CARPACCIO

ZUTATEN

½ Fenchelknolle
¼ l Gemüsesuppe
1 EL weißer Balsamico-Essig
Zitronensaft
1 EL Olivenöl
Salz, Pfeffer
1 EL Fenchelgrün
150 g frischer Räucherlachs

Die Fenchelknolle waschen und in dünne Scheiben hobeln, diese kurz in der Gemüsesuppe mit Balsamico-Essig blanchieren, herausnehmen und den Fond für später aufheben.

Nachdem Fond und Fenchelscheiben abgekühlt sind, Zitronensaft und Olivenöl unter den Fond schlagen und mit Salz und Pfeffer abschmecken.

Das fein geschnittene Fenchelgrün mit den Fenchelscheiben mischen, auf einem Teller anrichten und darauf den Räucherlachs geben. Mit dem aufgeschlagenen Fond beträufeln.

Tipp: Anstatt Räucherlachs kann man auch andere geräucherte Fischsorten verwenden.

THUNFISCH-GRÖSTL
MIT EI

ZUTATEN

60 g Thunfisch (frisch oder aus der Dose)
4 Eier
Öl zum Braten
Salz, Pfeffer
Schnittlauch

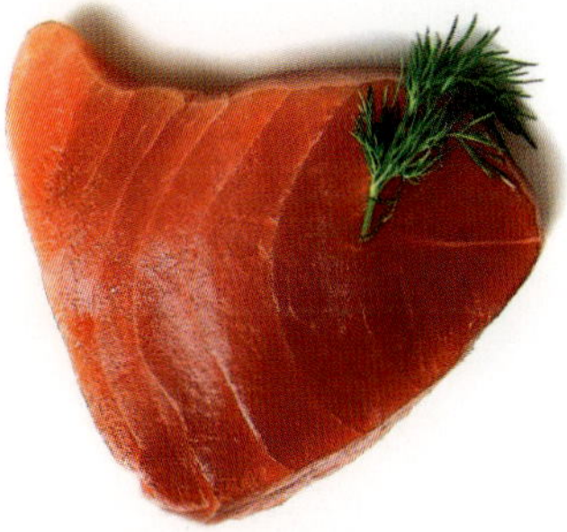

Den frischen Thunfisch in kleine Stücke schneiden, Thunfisch aus der Dose abtropfen lassen. Danach mit den verquirlten Eiern vermengen und im erhitzten Öl anbraten. Mit Salz und Pfeffer würzen und mit dem fein geschnittenen Schnittlauch bestreuen.

Anstatt Schnittlauch kann man auch Koriander verwenden, dieser gibt dem Gericht eine besondere Frische.

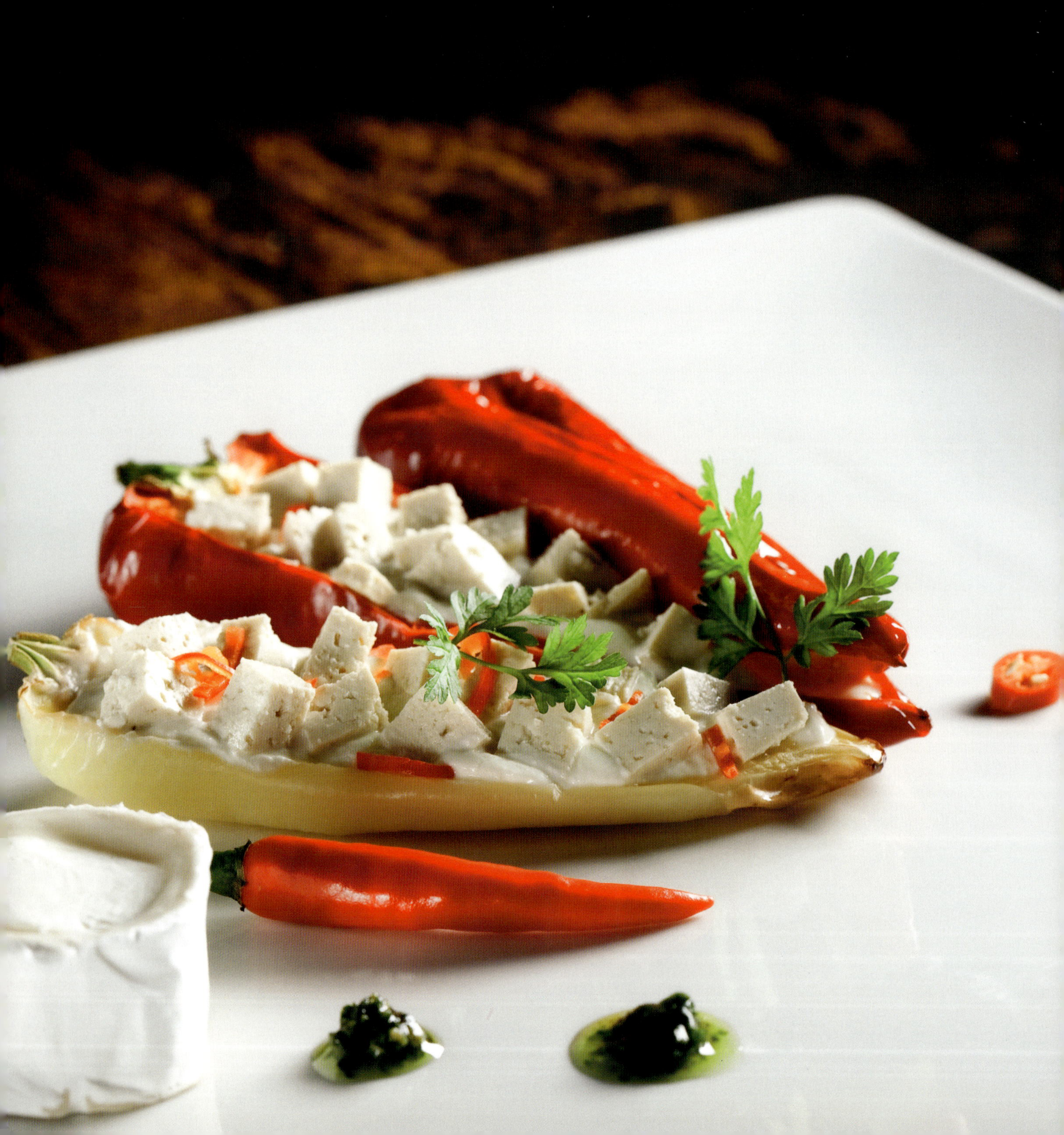

SPITZPAPRIKA MIT TOFU

UND SCHAFKÄSE

Tofu wird aus Sojamilch hergestellt, enthält sehr viel Eiweiß, ist fast geschmacksneutral und eignet sich deshalb für würzige oder süße Speisen.

ZUTATEN

3 Spitzpaprikaschoten
50 g Tofu
50 g Schafkäse
2 kleine Eier
Salz, Pfeffer
Chilipulver
Cayennepfeffer
2 EL Olivenöl

Paprikaschoten waschen, den Deckel abschneiden, die Paprikaschoten der Länge nach halbieren, dann die Kerne und weißen Adern entfernen.

Tofu und Schafkäse würfelig schneiden, die Hälfte der Tofu- und Schafkäsewürfel mit einer Gabel zerdrücken, die andere Hälfte zum Garnieren beiseitegeben.

Zerdrückten Tofu und Schafkäse mit den verquirlten Eiern vermengen, mit den Gewürzen abschmecken.

Tofu-Käse-Masse in die Paprikahälften füllen, diese dann in eine kleine Auflaufform legen und mit Olivenöl beträufeln. Im auf 180 °C vorgeheizten Backofen 30–40 Minuten braten, nach Ende der Garzeit mit den beiseitegegebenen Tofu- und Schafkäsewürfeln garnieren.

Tipp: Sie können natürlich auch normale Paprikaschoten verwenden.

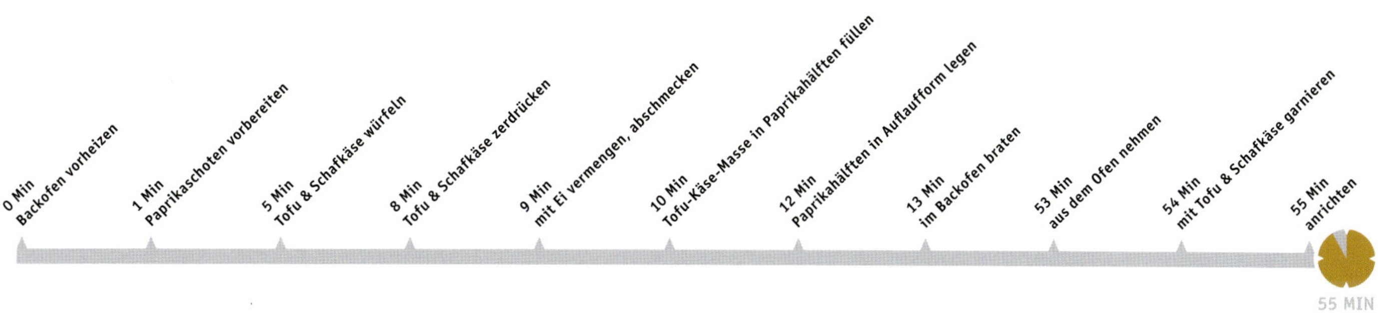

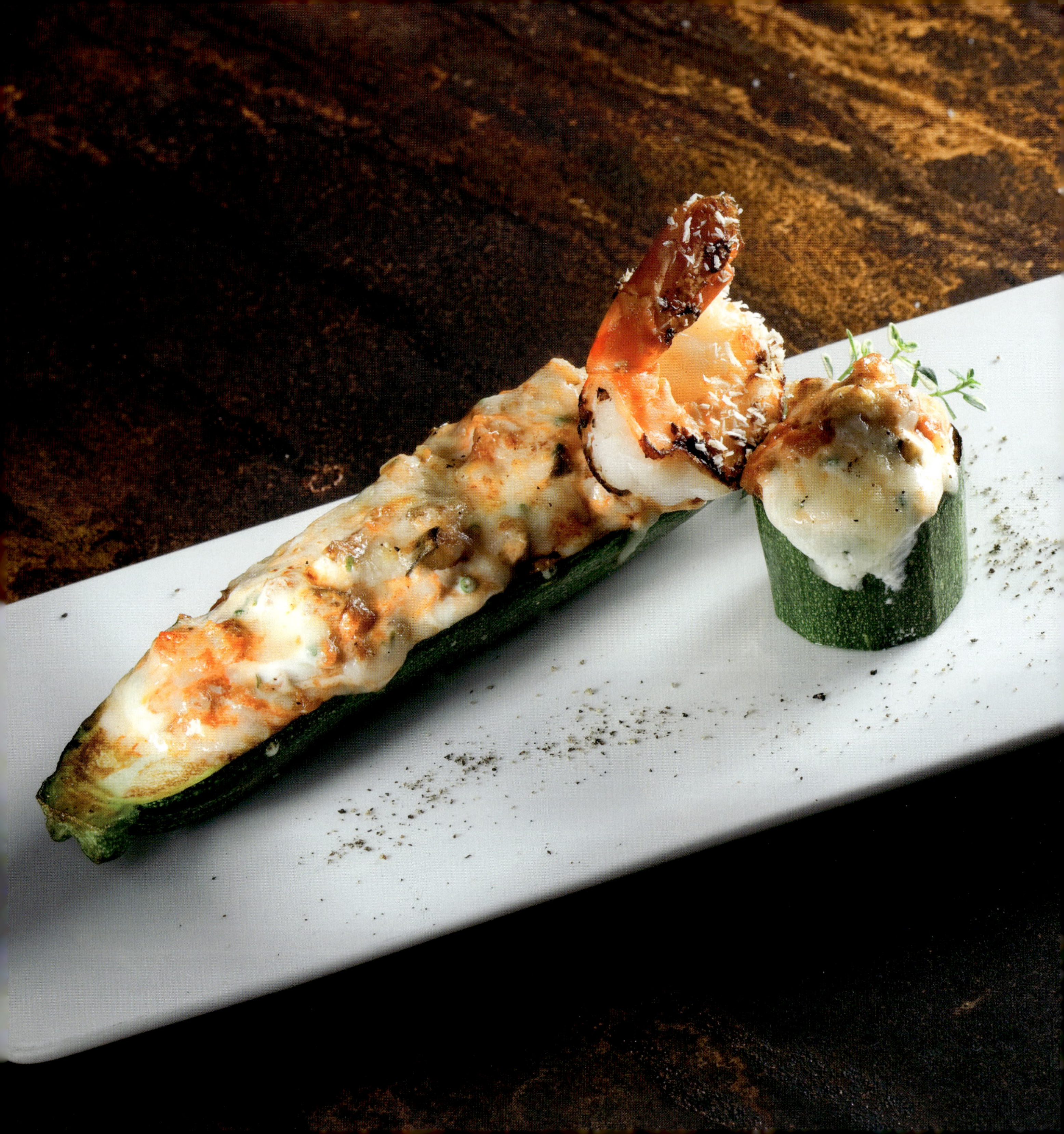

GEFÜLLTE ZUCCHINI

MIT GARNELEN

Zucchini sind eine Unterart der Gartenkürbisse. Sie enthalten viel Wasser, sind kalorienarm, vitaminreich und leicht verdaulich.

ZUTATEN

1 Zucchini
etwas Öl
½ Schalotte
70 ml Hühnersuppe
4 rohe Garnelen
1 Zweig Estragon
Salz, Pfeffer
50 ml Obers
½ TL Senf

Backofen auf 180 °C vorheizen, eine Auflaufform einfetten. Zucchini waschen, der Länge nach halbieren, mit einem Teelöffel aushöhlen und 10 Minuten dämpfen.

Etwas Öl in der Pfanne erhitzen, fein geschnittene Schalotte zugeben, 2 Minuten dünsten, mit Hühnersuppe ablöschen und 5 Minuten einkochen.

Garnelen und fein gehackten Estragon zugeben, mit Salz und Pfeffer würzen und einige Minuten garen, bis die Garnelen durch sind, aus der Pfanne nehmen und in die gedämpften Zucchinihälften füllen.

Obers und Senf in die Pfanne geben und ca. 6 Minuten einkochen.

Die gefüllten Zucchinihälften in die Auflaufform setzen, Sauce darübergießen und im Ofen 10 Minuten garen.

- 0 Min Backofen auf 180 °C vorheizen
- 1 Min Zucchini vorbereiten
- 4 Min Pfanne erhitzen
- 5 Min Schalotte dünsten
- 7 Min Hühnersuppe zugeben
- 12 Min Garnelen & Gewürze zugeben
- 15 Min Zucchinihälften füllen
- 17 Min Sauce zubereiten
- 20 Min Zucchini im Backofen garen
- 30 Min anrichten

30MIN

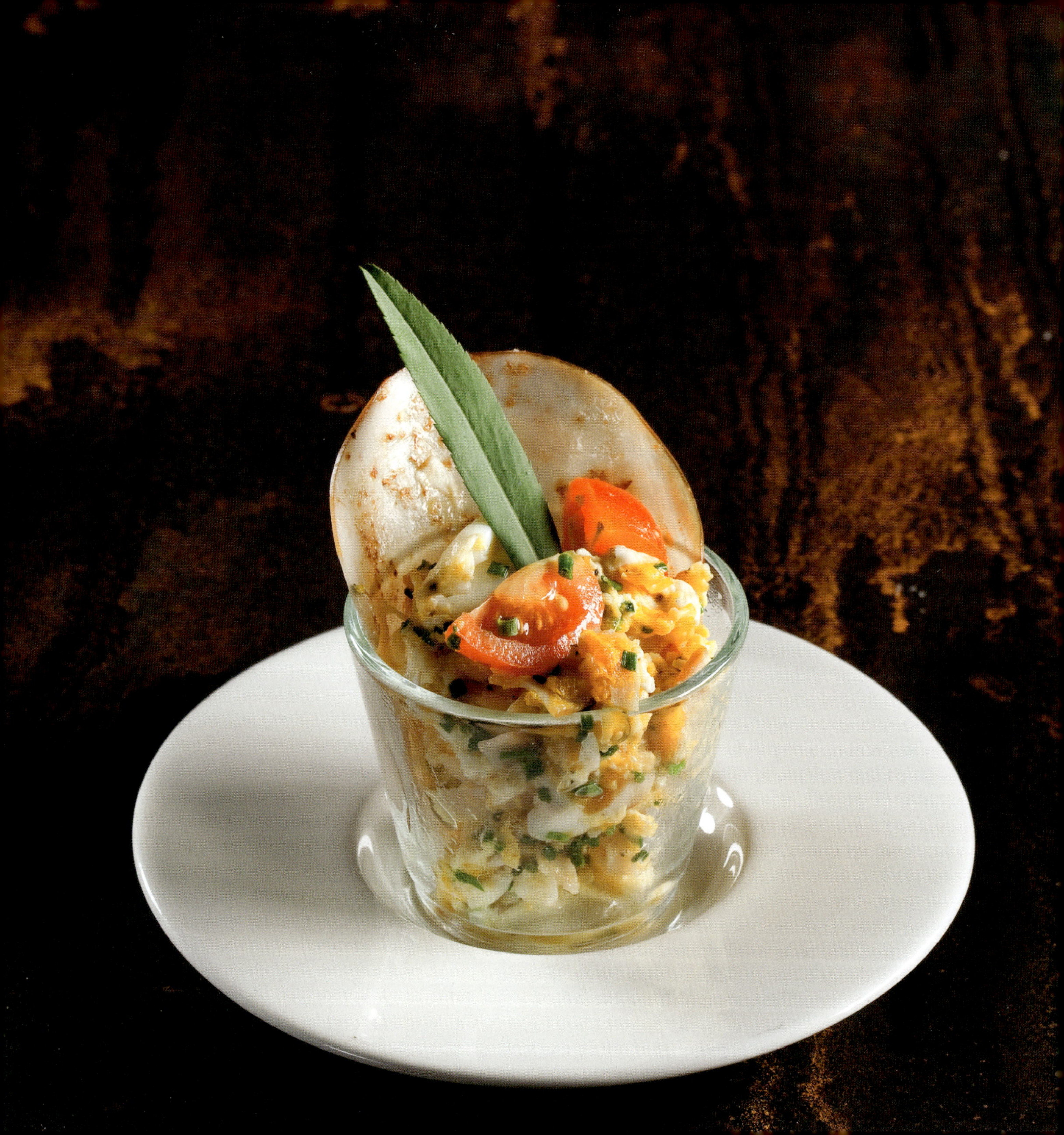

RÜHREI MIT PUTENSCHINKEN

UND TOMATEN

Putenfleisch enthält sehr viel Eiweiß, wertvolle Mineralstoffe, Vitamin B und ist fettarm. Es gilt als sehr bekömmlich und ist leicht verdaulich.

ZUTATEN

4 Eier
1 Schuss Obers
etwas Öl
1 Schalotte
70 g Putenschinken
3 Kirschtomaten
Schnittlauch
ein bisschen Kürbiskernöl
schwarzer Pfeffer aus der Mühle

Die Eier mit Obers leicht verquirlen.

In einer beschichteten Pfanne in etwas Öl die klein geschnittene Schalotte mit dem würfelig geschnittenen Putenschinken anschwitzen.

Die Eier dazugeben und gleichmäßig verrühren, nicht gänzlich stocken lassen (die Eier sollten noch ganz leicht glasig und saftig sein).

Zum Schluss die geviertelten Kirschtomaten und Schnittlauch über das Rührei geben, etwas Kürbiskernöl darüberträufeln und pfeffern.

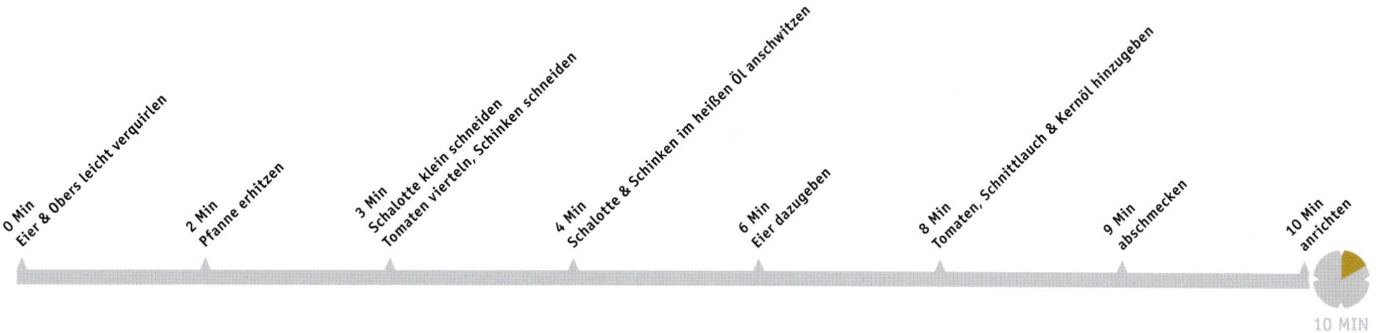

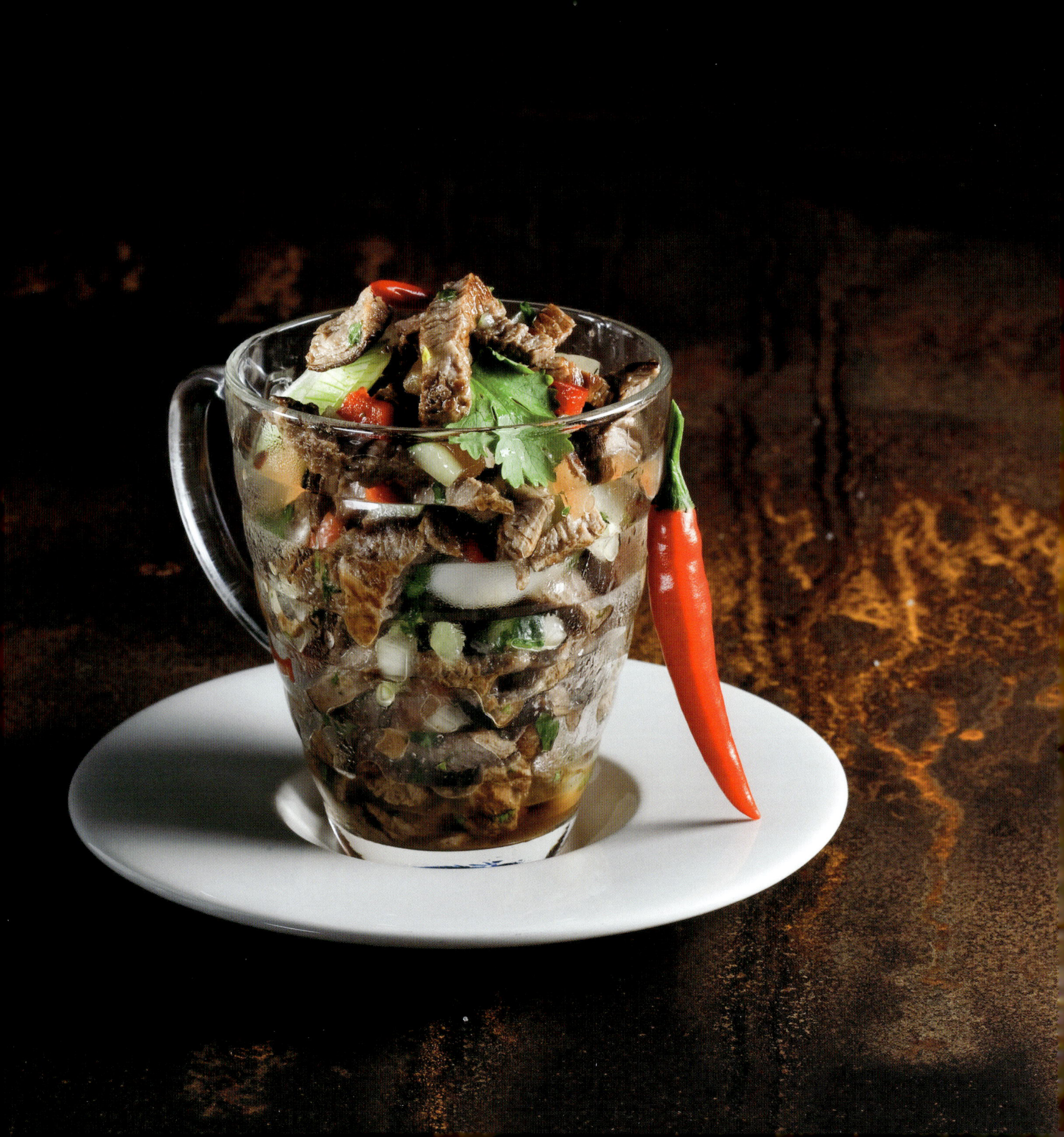

RINDFLEISCHSALAT

MIT KORIANDER UND LIMETTE

Rindfleisch gehört zu den beliebtesten Fleischsorten. Als Salat zubereitet schmeckt es auch mit Kürbiskernöl sehr gut!

ZUTATEN
FÜR 2 PORTIONEN

200 g Rinderrücken
1 Schuss Öl
8 EL Rindsuppe
¼ rote Zwiebel
1 Tomate
¼ rote Paprikaschote
¼ Salatgurke
¼ Bund Frühlingszwiebeln
¼ Bund Koriandergrün
Saft von einer ¼ Limette
5 Spritzer Süßstoff
¼ rote Chilischote

Das Fleisch in einer Pfanne mit wenig Öl scharf anbraten, so dass die Scheibe von außen braun und knusprig ist, aber innen etwas rosa bleibt, aus der Pfanne nehmen, in feine Scheibchen schneiden und diese mit 6 EL Rindsuppe würzen. Zwiebel schälen und fein schneiden, Tomate halbieren, entkernen und Fruchtfleisch in Scheiben schneiden.

Paprikaschote und Gurke entkernen und in kleine Würfel schneiden. Die Frühlingszwiebeln klein schneiden, die Korianderblätter abzupfen.

Den Saft der Limette mit Süßstoff und 2 EL Rindsuppe vermischen. Chilischote entkernen und von weißen Adern befreien, danach in feine Ringe schneiden, diese zur Marinade geben, beiseitestellen.

Zwiebeln, Tomaten, Paprika, Gurken, Frühlingszwiebeln und Korianderblätter mit dem angebratenen Rindfleisch vermischen und mit Marinade beträufeln.

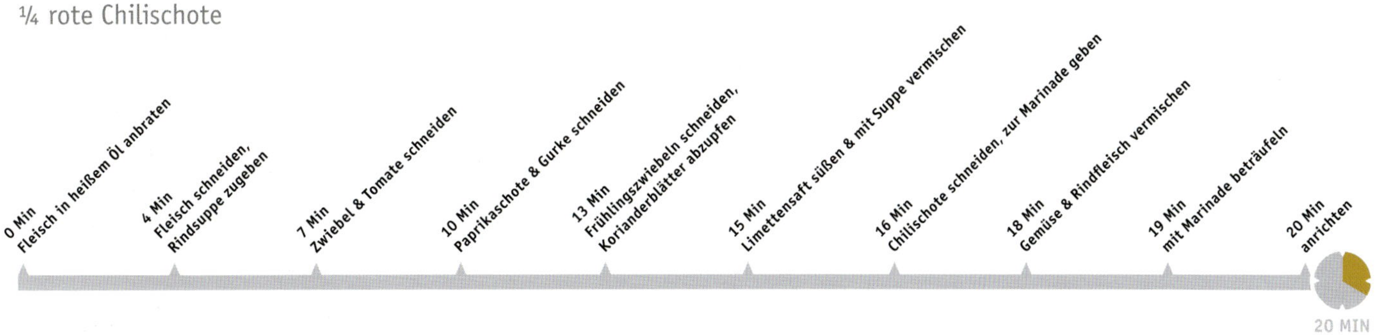

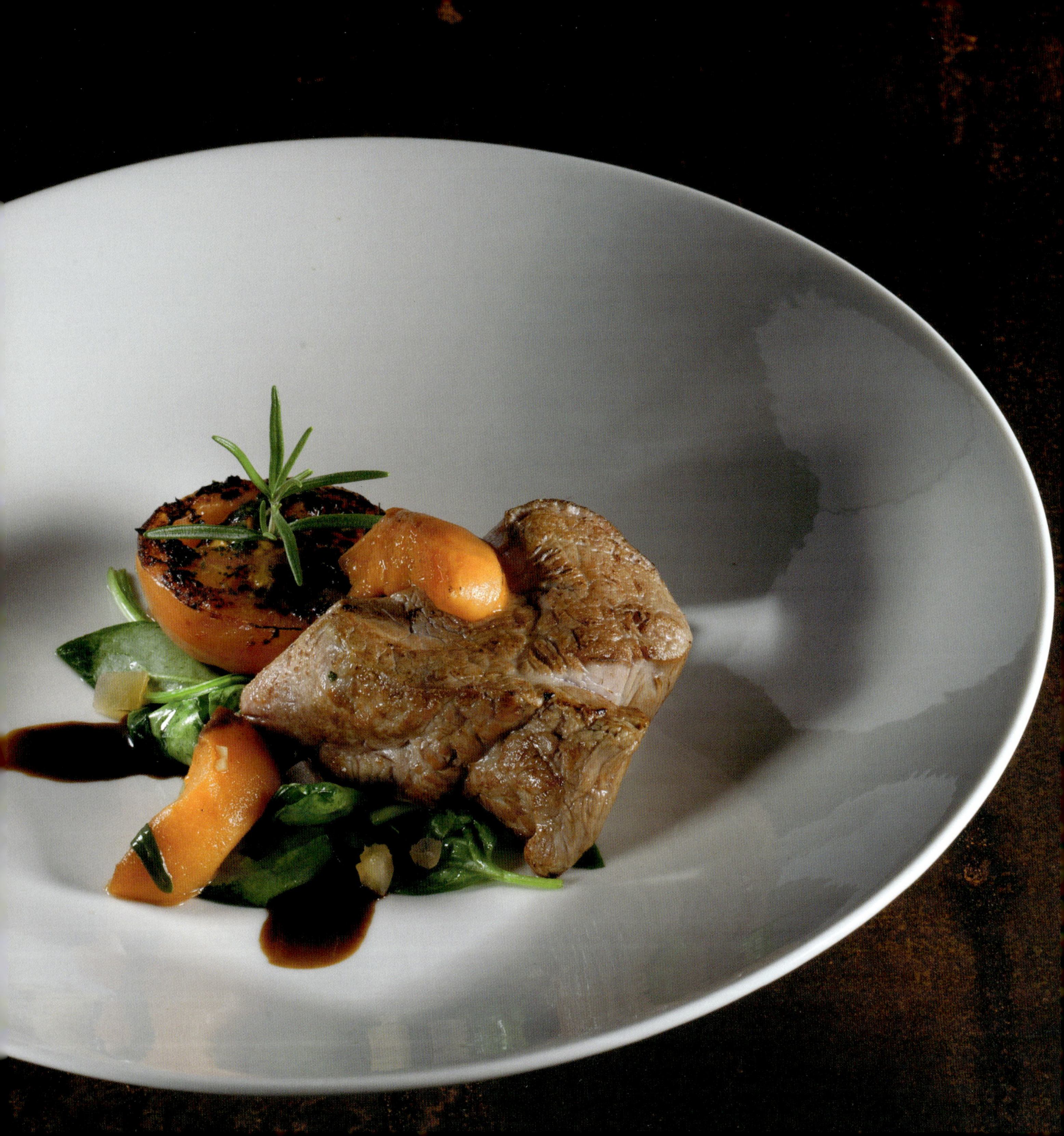

HAUPTSPEISEN

Die abwechslungsreichen Hauptspeisen sind großteils einfach und recht schnell zu kochen. Neben Fleisch und Fisch ist auch hier Gemüse aller Art ein wichtiger Bestandteil der Gerichte!

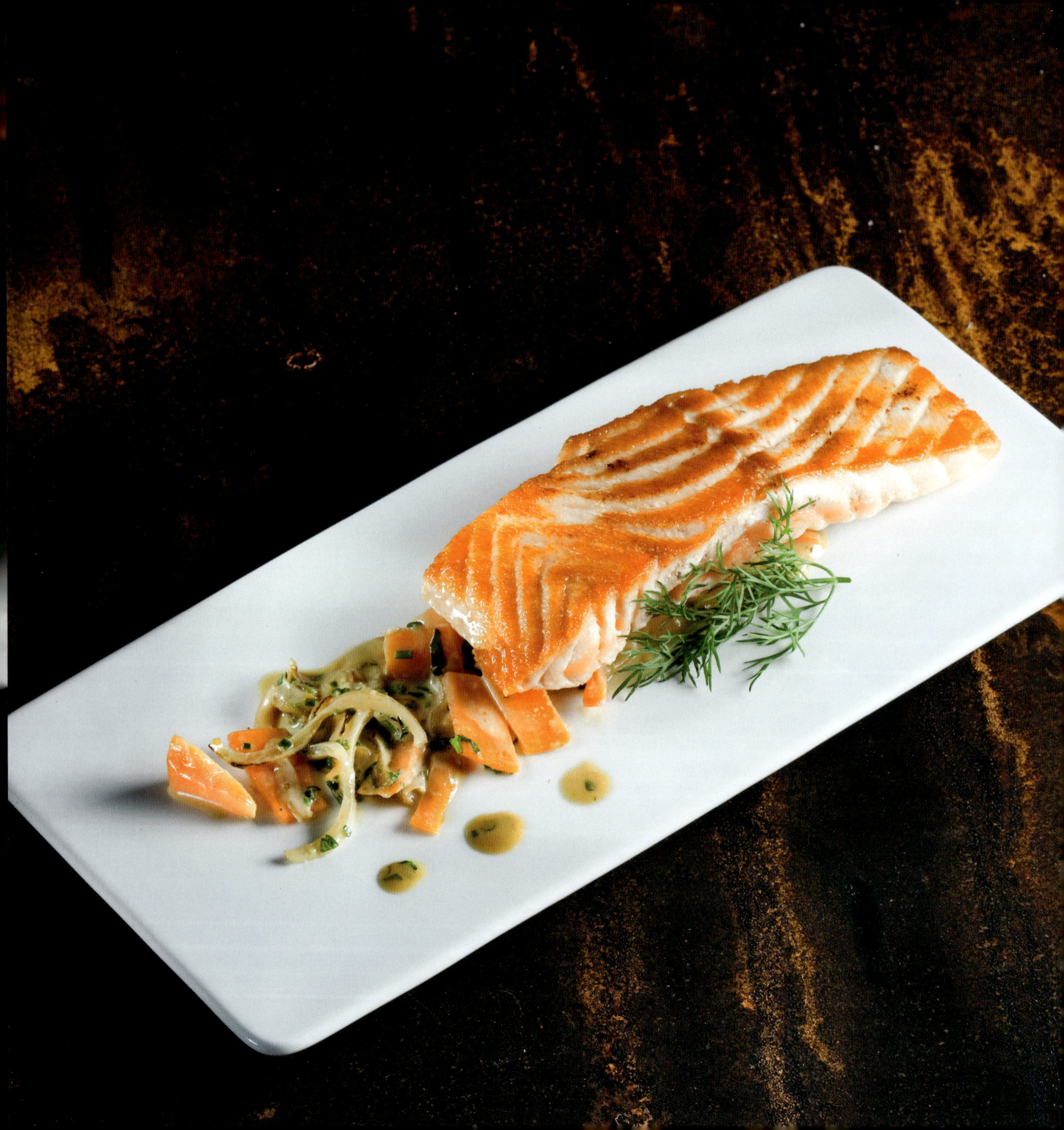

LACHS AUF KAROTTEN-GEMÜSE

MIT THYMIAN-RAHM

Lachs ist als Speisefisch zunehmend gefragt, daher wird er auch gezüchtet. Genießer schwärmen allerdings vom besonders schmackhaften Fleisch des Wildlachses.

ZUTATEN

125 g Lachsfilet
Salz, Pfeffer aus der Mühle
etwas Öl zum Braten
3 Zitronenscheiben

Gemüse

110 g Karotten
1 kleine Knoblauchzehe
25 g Schalotten
1 kleiner Rosmarinzweig
1 Thymianzweig
50 g Sauerrahm

Die Karotten schälen und klein schneiden, zugedeckt in wenig kochendem Salzwasser ca. 5 Minuten dünsten. Dann abseihen, den Fond dabei auffangen.

Knoblauch und Schalotten schälen und fein würfeln, Kräuter hacken.

Das Lachsfilet mit Salz und Pfeffer würzen und in heißem Öl von jeder Seite 2–3 Minuten braten. Die Zitronenscheiben ebenfalls kurz im Bratfett wenden, beides herausnehmen, das Lachsfilet warm stellen.

Knoblauch und Schalotten im Bratfett glasig dünsten, Karotten und Kräuter zufügen, mit 12–15 Esslöffel aufgefangenem Fond (vom Karottendünsten) ablöschen und den Sauerrahm einrühren. Sauce kurz aufkochen lassen, mit Salz und Pfeffer pikant würzen und mit dem Lachsfilet anrichten.

Tipp: Statt Lachs ist auch Scholle sehr gut geeignet.

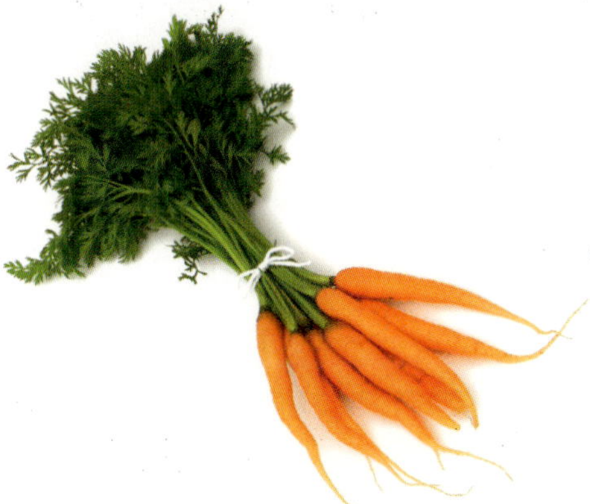

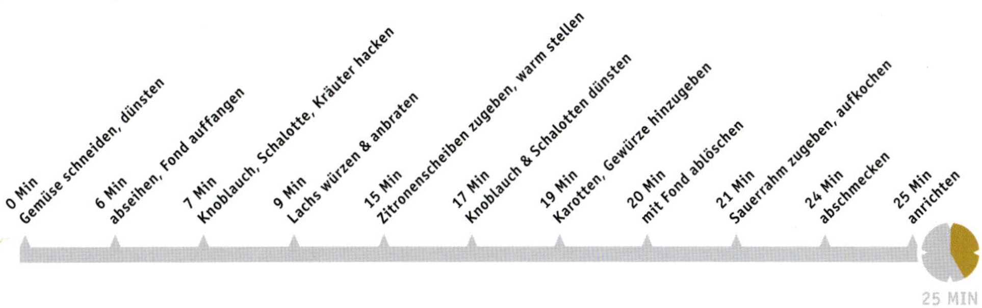

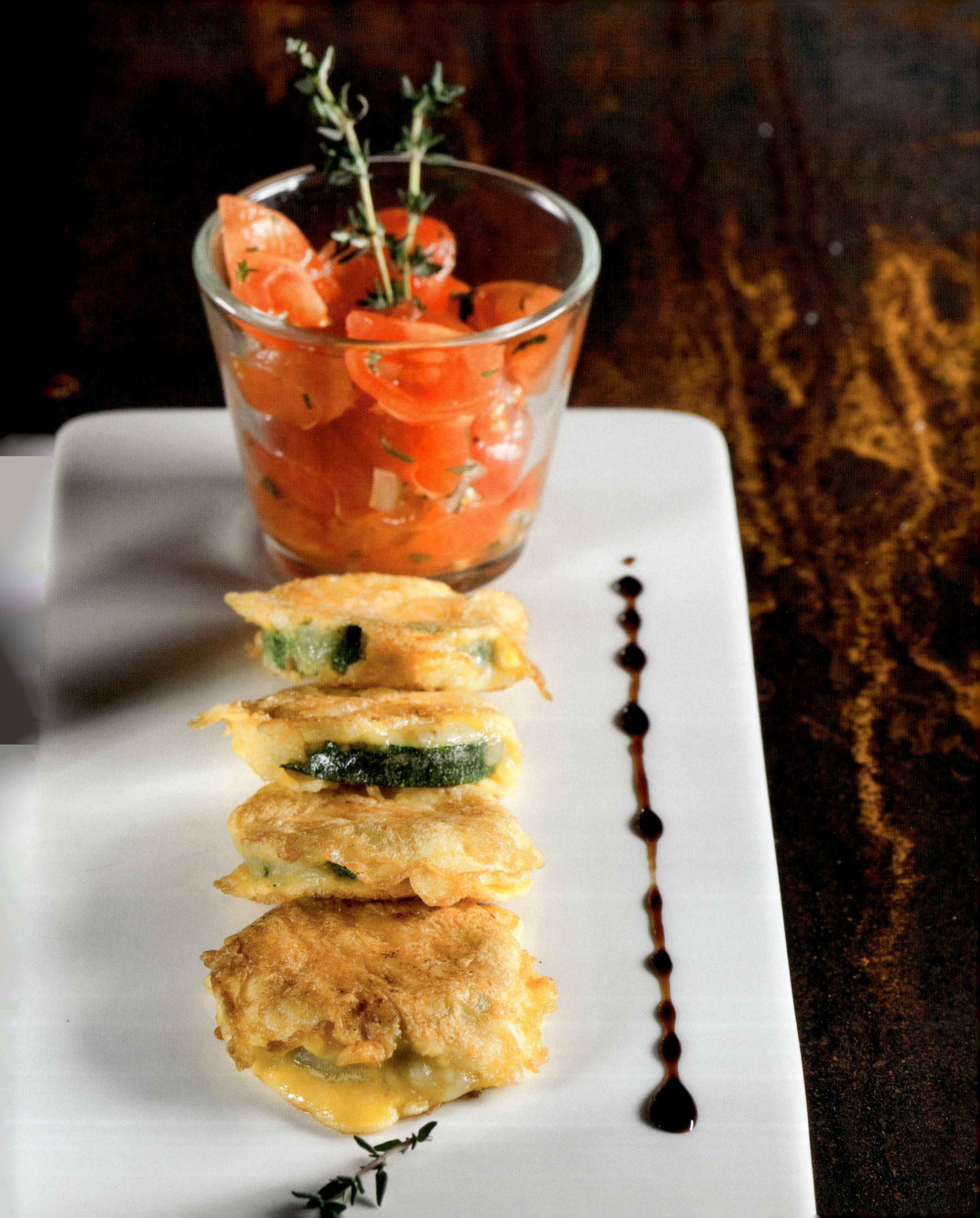

GEBACKENE ZUCCHINISCHEIBEN

MIT TOMATENGEMÜSE

Tomaten wirken blutreinigend und stärken die Abwehrkräfte gegenüber Infektionen. Der rote Farbstoff Lycopin wirkt antioxidativ.

ZUTATEN

1 Zucchini
200 g Kirschtomaten
2 EL Olivenöl
Salz, Pfeffer
2 Eier
160 g Parmesan
Petersilie, gehackt
Muskatnuss, gerieben
Öl zum Ausbacken

Die Zucchini waschen und in Scheiben schneiden, auf ein mit Backpapier ausgelegtes Backblech legen. Die Zucchini bei 175 °C 10 Minuten braten.

In der Zwischenzeit die Tomaten vierteln (eventuell häuten und entkernen). Tomaten in eine Pfanne mit heißem Öl geben, zugedeckt ca. 2 Minuten köcheln lassen und abschmecken.

Verquirlte Eier, geriebenen Parmesan, Petersilie und Muskatnuss vermischen, darin die Zucchinischeiben eintunken und in heißem Fett beidseitig goldbraun ausbacken.

Auf Küchenpapier abtropfen lassen, mit Salz und Pfeffer würzen und mit dem Tomatengemüse servieren.

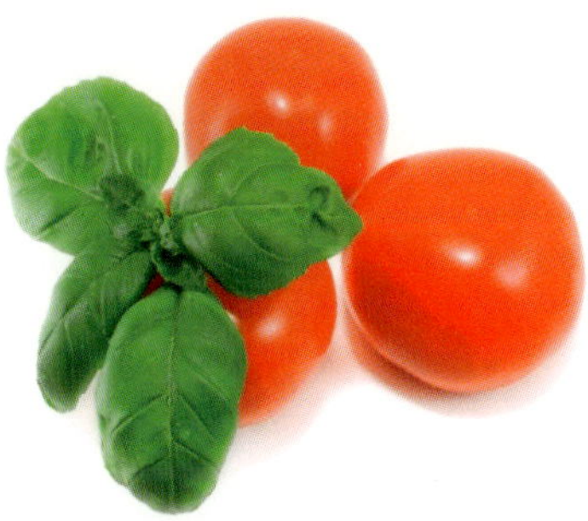

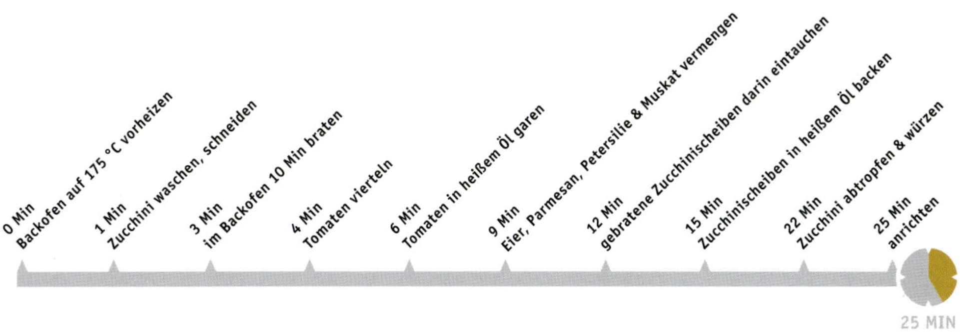

ÜBERBACKENE PAPRIKASCHOTEN

ZUTATEN

2 rote Paprikaschoten
3 Scheiben Putenschinken
6 Champignons, in Scheiben geschnitten
1 Prise Oregano
4 Scheiben Käse
Salz, Pfeffer

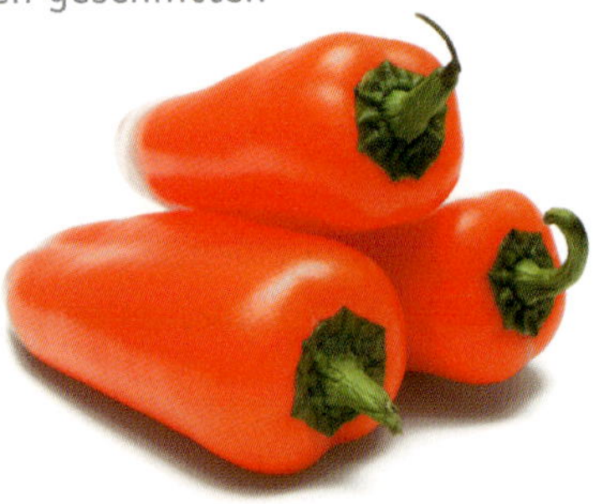

Die halbierten und von Kernen und weißen Adern befreiten Paprikaschoten mit Putenschinken und Champignonscheiben füllen und mit Oregano bestreuen.

Mit dem Käse belegen und für ca. 25 Minuten bei 160 °C in den Backofen geben.

Vor dem Servieren leicht salzen und pfeffern.

Tipp: Eignet sich auch als Snack für zwischendurch.

VITELLO TONATO
LEICHTES KALBFLEISCH AUF THUNFISCH

ZUTATEN

Wurzelgemüse
(Karotte, Zwiebel, Sellerie)
1 Lorbeerblatt
3 Pfefferkörner
1 Zwiebel
1 Knoblauchzehe
330 ml Hühnersuppe
250 g Kalbfleisch
(Tafelspitz oder Nuss)

Sauce
30 g Thunfisch aus der Dose
½ EL Kapern
20 ml Essiggurkerlsaft
Senf
50 ml Olivenöl
1 Eigelb
etwas Zitronensaft
Salz, schwarzer Pfeffer

Klein geschnittenes Wurzelgemüse, Gewürze und Knoblauchzehe in einen Kochtopf geben, mit Hühnersuppe aufgießen und aufkochen lassen.

Dann das Fleisch in die kochende Suppe geben, wenn nötig etwas Flüssigkeit nachgeben, so dass das Fleisch bedeckt ist. Ca. 30 Minuten auf kleinster Flamme ziehen, höchstens köcheln lassen. Danach für ca. 3 Stunden kalt stellen, Sud aufheben.

Für die Sauce Thunfisch, Kapern, Essiggurkerlsaft und Senf mixen. Bei laufendem Mixer langsam Öl zugießen und das Eigelb zufügen, dann nach und nach Sud (vom Fleischkochen) zugeben, bis die Mischung die Konsistenz einer cremigen Sauce hat. Den Zitronensaft einrühren und kräftig würzen. Sauce auf dem (gegen die Faser) in dünne Scheiben geschnittenen Fleisch verteilen und mit schwarzem Pfeffer würzen.

RINDERRÜCKEN
MIT FRÜHLINGSZWIEBELN

ZUTATEN

100 g Rinderrücken
4 EL Olivenöl
Salz, Pfeffer
½ Bund Frühlingszwiebeln
10 g Ingwer
125 ml Gemüsesuppe
etwas Zitronensaft
¼ Kopfsalat
1 Gelbe Rübe

Rinderrücken waschen, trocken tupfen und in einer Pfanne mit 1 EL Olivenöl von beiden Seiten scharf anbraten, salzen und pfeffern und für ca. 5 Minuten in den auf 140 °C vorgeheizten Ofen geben.

Frühlingszwiebeln putzen und schneiden, Ingwer schälen und fein hacken. 1 EL Olivenöl erhitzen, die Zwiebeln und den Ingwer darin scharf anbraten, salzen, pfeffern und mit der Gemüsesuppe ablöschen, 5 Minuten köcheln lassen.

Für die Vinaigrette 2 EL Olivenöl, Zitronensaft, 4 EL vom Sud der Zwiebeln, Salz und Pfeffer gut verrühren. Salat waschen, in Stücke schneiden, Gelbe Rübe schälen und in dünne Scheiben schneiden, mit der Vinaigrette gut mischen und anrichten. Zwiebeln aus dem Sud nehmen, über dem Salat verteilen und das Fleisch darauflegen. Mit dem restlichen Sud den Bratenrückstand lösen, diese Sauce auf den Rinderrücken geben.

GEBACKENE MOZZARELLAKRAPFEN

ZUTATEN

ca. 200 g Mozzarella
1 Ei
50 g Parmesan
Öl zum Braten

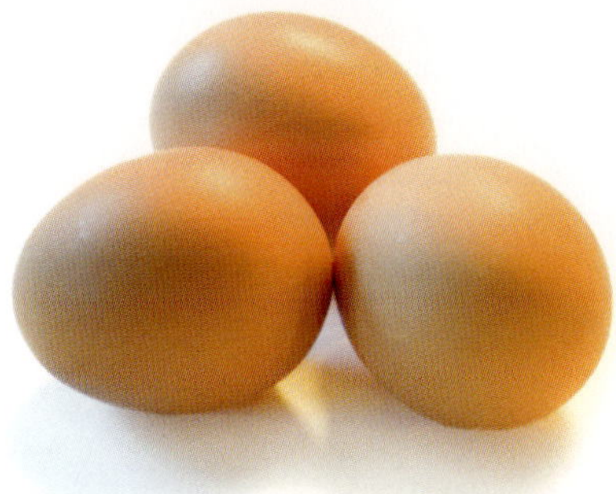

Mozzarella in fingerdicke Scheiben schneiden und gut trocken tupfen, verquirltes Ei mit Parmesan mischen, Mozzarella eintauchen und in etwas Öl beidseitig goldgelb braten.

Tipp: Den Mozzarella kann man zuvor über Nacht in Olivenöl und Kräutern einlegen.

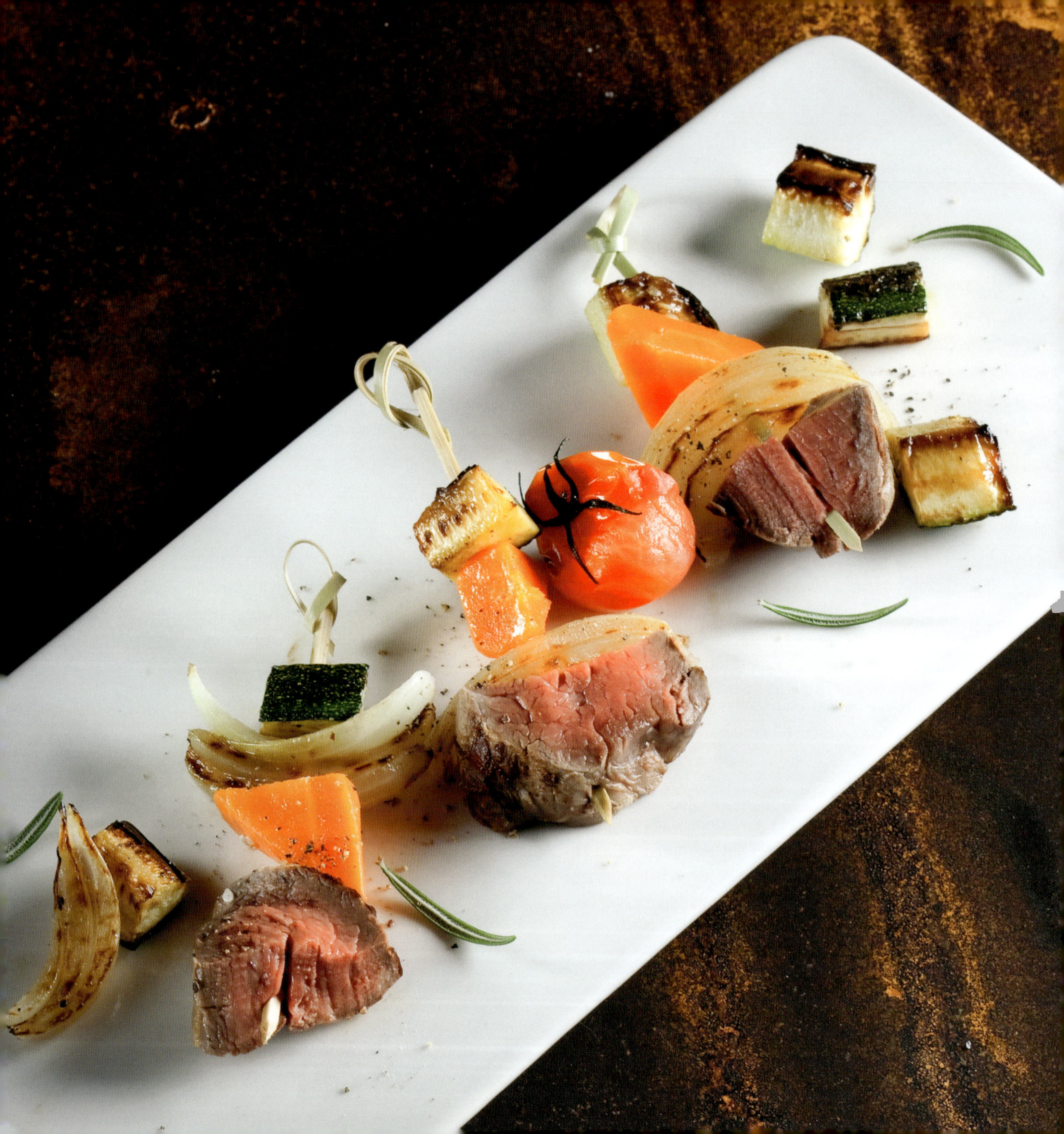

DER SPIESS

MIT TOMATE, ZUCCHINI & ZWIEBEL

Ein schnelles Gericht, das sich perfekt für einen sommerlichen Grillabend eignet. Dazu passt immer ein grüner Salat.

ZUTATEN

1 Steak vom Rind (ca. 200 g)
1 Karotte
½ Zucchini
1 Tomate
½ Zwiebel
Salz, Pfeffer

Marinade
2 TL Gyrosgewürz
Öl
2 TL scharfer Senf

Steak in gleich große Stücke schneiden (etwa 4 x 4 cm). Karotte, Zucchini und Tomate in etwa 5 mm dicke Scheiben schneiden. Zwiebel putzen und vierteln.

Steak- und Gemüsestücke abwechselnd auf 4 kurze Spieße stecken, salzen und pfeffern.

Aus Gyrosgewürz, Öl und Senf eine Marinade herstellen. Spieße mit der Marinade beträufeln, 30 Minuten ziehen lassen. In einer Pfanne oder auf dem Grill ca. 5 Minuten braten und dabei immer wieder wenden.

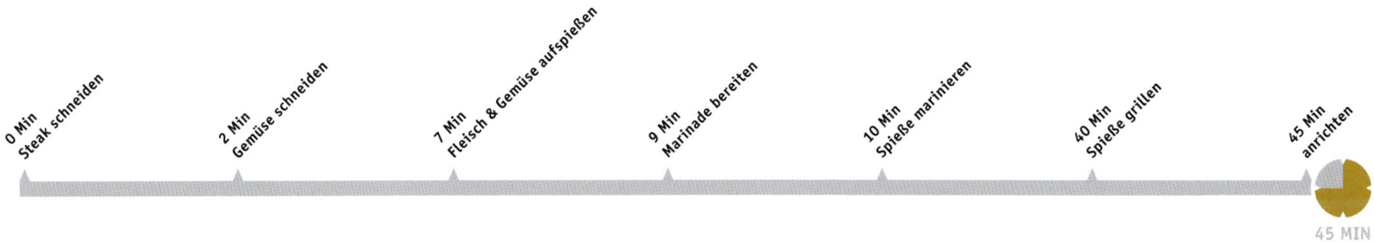

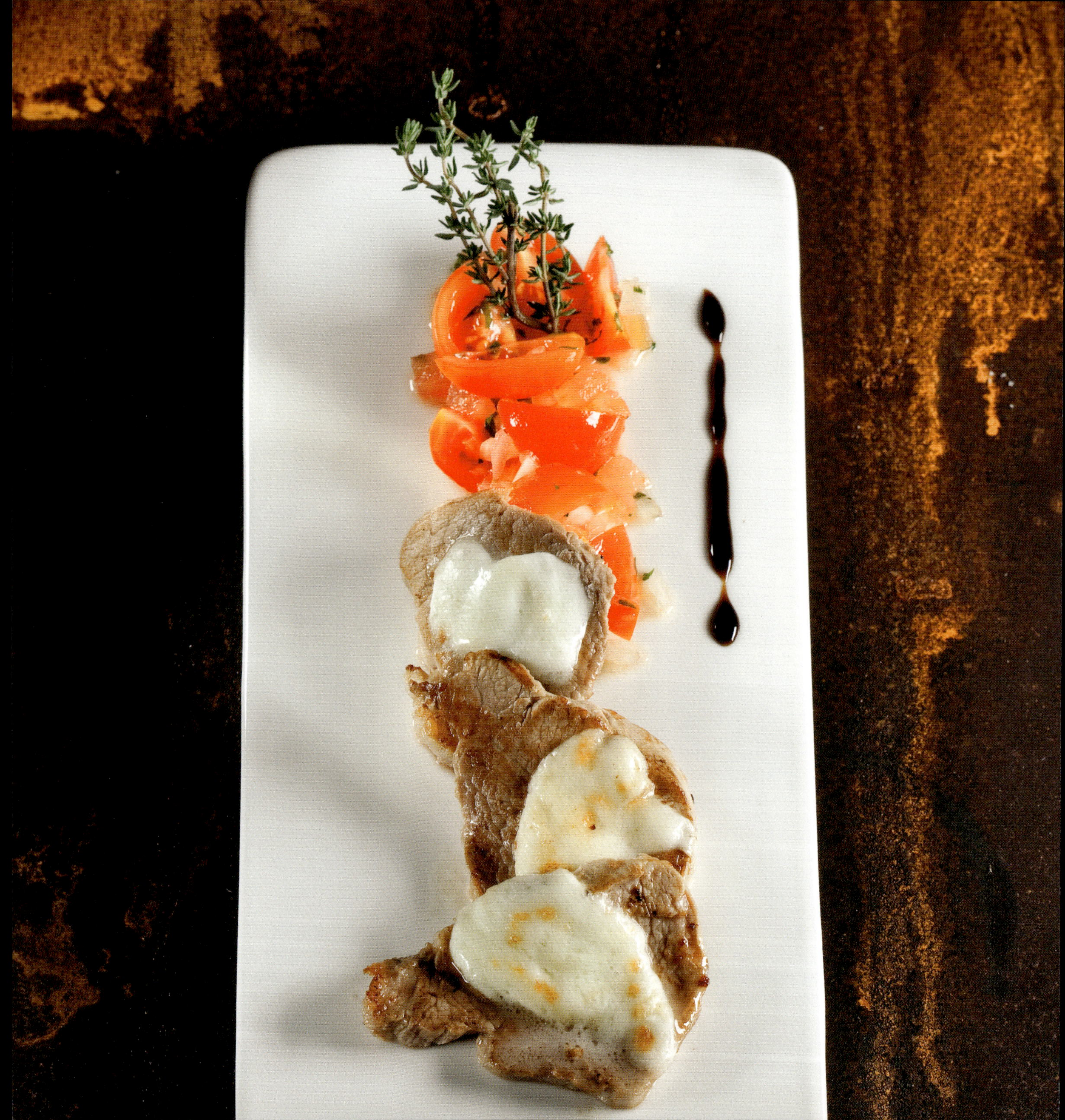

ÜBERBACKENES KALBSSCHNITZEL

MIT TOMATENSALAT

Kalbfleisch schonend garen, damit das fettarme Fleisch nicht austrocknet. Zum Braten eignen sich Teile von Rücken und Keule (Oberschale, Unterschale und Nuss).

ZUTATEN

1 Kalbsschnitzel (200 g)
Salz, Pfeffer
etwas Olivenöl
100 g Mozzarella

Salat

1 Tomate
Olivenöl
Balsamico-Essig
Salz, Pfeffer
½ Schalotte
10 g Pinienkerne
Basilikumblätter

Den Backofen auf ca. 200 °C vorheizen. Kalbsschnitzel waschen, trocken tupfen, salzen und pfeffern. Kalbsschnitzel in etwas Olivenöl in einer Pfanne von beiden Seiten scharf anbraten, herausnehmen und auf ein Backblech legen. Mozzarella in Scheiben schneiden und je ein bis zwei Scheiben auf die Schnitzel legen.

Das Blech für ca. 3 Minuten bei Oberhitze in den Ofen schieben und das Schnitzel überbacken, bis der Käse geschmolzen und leicht gebräunt ist.

In der Zwischenzeit Tomate in ca. 1 cm dicke Scheiben schneiden und auf einem Teller anrichten.

Olivenöl, Balsamico-Essig, Salz und Pfeffer gut verrühren, Schalotte fein würfeln und dazugeben. Pinienkerne kurz anrösten und unter das Dressing mischen. Basilikumblätter abzupfen, in feine Streifen schneiden und ebenfalls dem Dressing beimengen. Dressing über den Tomatenscheiben verteilen.

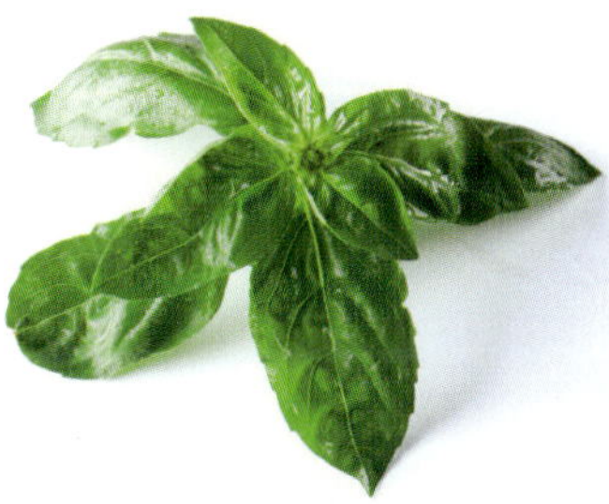

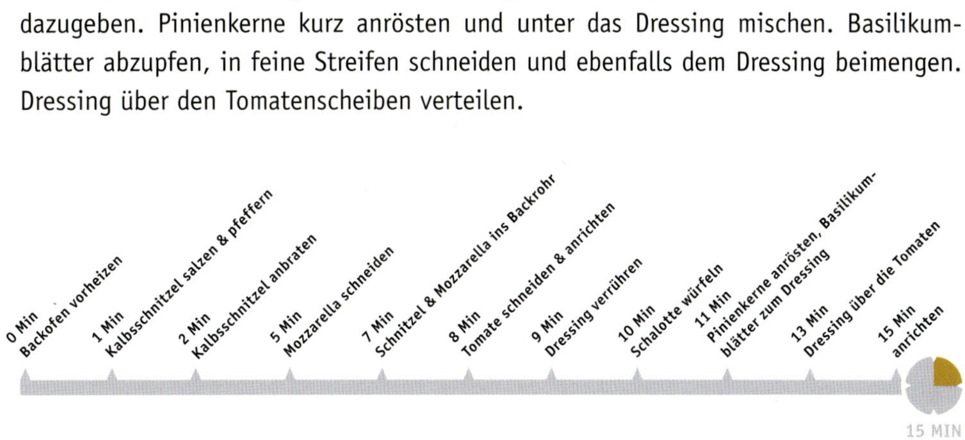

KOPFSALAT
MIT HÜHNERFILET UND EI

ZUTATEN

¼ Kopfsalat
60 g Kirschtomaten
1 Karotte
160 g Hühnerfilet, gebraten
Petersilie
Öl
Apfelessig
Salz, Pfeffer
1 Ei, hart gekocht

Kopfsalat waschen, gut abtropfen lassen und in mundgerechte Stücke zupfen.

Kirschtomaten waschen und vierteln, Karotte schälen und in dünne Streifen schneiden. Hühnerfilet in Streifen schneiden, Petersilie fein hacken.

Öl, Apfelessig, Salz, Pfeffer und etwas Wasser gut verrühren. In einer großen Salatschüssel den Kopfsalat mit Tomatenstücken, Karottenstreifen, Hühnerbruststreifen, Petersilie und Marinade vermengen.

Das Ei schälen, vierteln und Salat damit garnieren.

Tipp: Wenn das Hühnerfilet frisch gebraten wird, nicht unter den Salat mischen, sondern dazu servieren. Den Salat erst kurz vor dem Servieren marinieren, da er sonst zusammenfällt.

KRÄUTERDIP
MIT KERBEL

ZUTATEN

½ Zwiebel
1 Bund Kerbel
½ Bund Schnittlauch
500 g Magertopfen
7 EL Milch
Salz, Pfeffer
Knoblauch (optional)

Die Zwiebel in kleine Würfel schneiden, den Kerbel hacken und den Schnittlauch in Röllchen schneiden.

Topfen und Kräuter mit Zwiebeln und Milch vermengen und mit Salz und Pfeffer würzen. Knoblauchliebhaber können den Dip nach Herzenslust mit ihrer Lieblingsknolle verfeinern.

Tipp: Dieser Kräuterdip passt hervorragend zum Kopfsalat mit Hühnerfilet und Ei (siehe Rezept links).

Genießt man den Dip mit Gemüsestreifen – Karotte, Paprika und Gurke – hat man einen tollen Snack für zwischendurch.

GEBRATENE PUTENBRUST
MIT ZUCCHINI, TOMATEN UND RUCOLA

ZUTATEN

160 g Putenbrustschnitzel
Salz, Pfeffer
60 g Zucchini
1 Tomate
1 EL Öl
Thymian
½ rote Zwiebel, gewürfelt
Basilikum, geschnitten
1 Bund Rucola

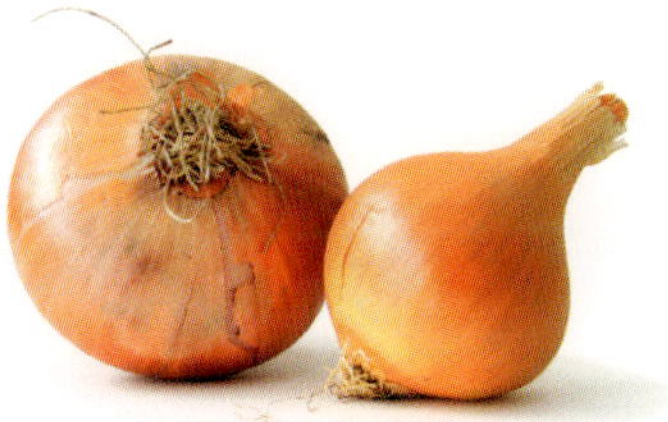

Das Backrohr auf 120 °C vorheizen. Putenschnitzel abspülen, trocken tupfen, salzen und pfeffern.

Zucchini putzen, waschen und trocken tupfen, dann in dünne Scheiben schneiden. Tomate samt Kerngehäuse würfeln.

Öl in einer Pfanne erhitzen und das Putenschnitzel mit dem Thymian darin von jeder Seite 2 Minuten anbraten. Herausnehmen und bei 120 °C im Ofen ca. 5 Minuten fertig garen.

Die Zucchini in der gleichen Pfanne mit den Zwiebelwürfeln braun anbraten, kurz vor dem Servieren Tomatenwürfel, Basilikum und gewaschenen, abgetropften Rucola zu den Zucchini geben, salzen und pfeffern.

Tipp: Basilikum, Tomaten und Rucola deshalb erst zum Schluss beigeben, da diese nicht so viel Hitze vertragen.

RIND MIT ZUCCHINI
UND KRÄUTERN

ZUTATEN

2 Minutensteaks vom Rind (à ca. 100 g)
2 EL Sojasauce
½ TL Kräuter der Provence
1 Zucchini
etwas Rapsöl
½ Knoblauchzehe
Koriandersalz
bunter Pfeffer aus der Mühle
1 Prise Chilipulver
einige Scheiben Kräuterweichkäse

Die beiden Minutensteaks ca. 2 Stunden in der Sojasauce, vermischt mit Kräutern der Provence, marinieren lassen.

Zucchini waschen und in Würfel schneiden.

In einem Topf etwas Öl erhitzen und die Zucchiniwürfel anbraten, Wasser ziehen lassen und mit den Gewürzen abschmecken, Deckel daraufgeben und bei geringer Hitze kurz garen.

Fast zeitgleich etwas Rapsöl in einer Grillpfanne erhitzen und die Minutensteaks bei starker Hitze schnell anbraten. Den Käse auflegen und leicht anschmelzen lassen.

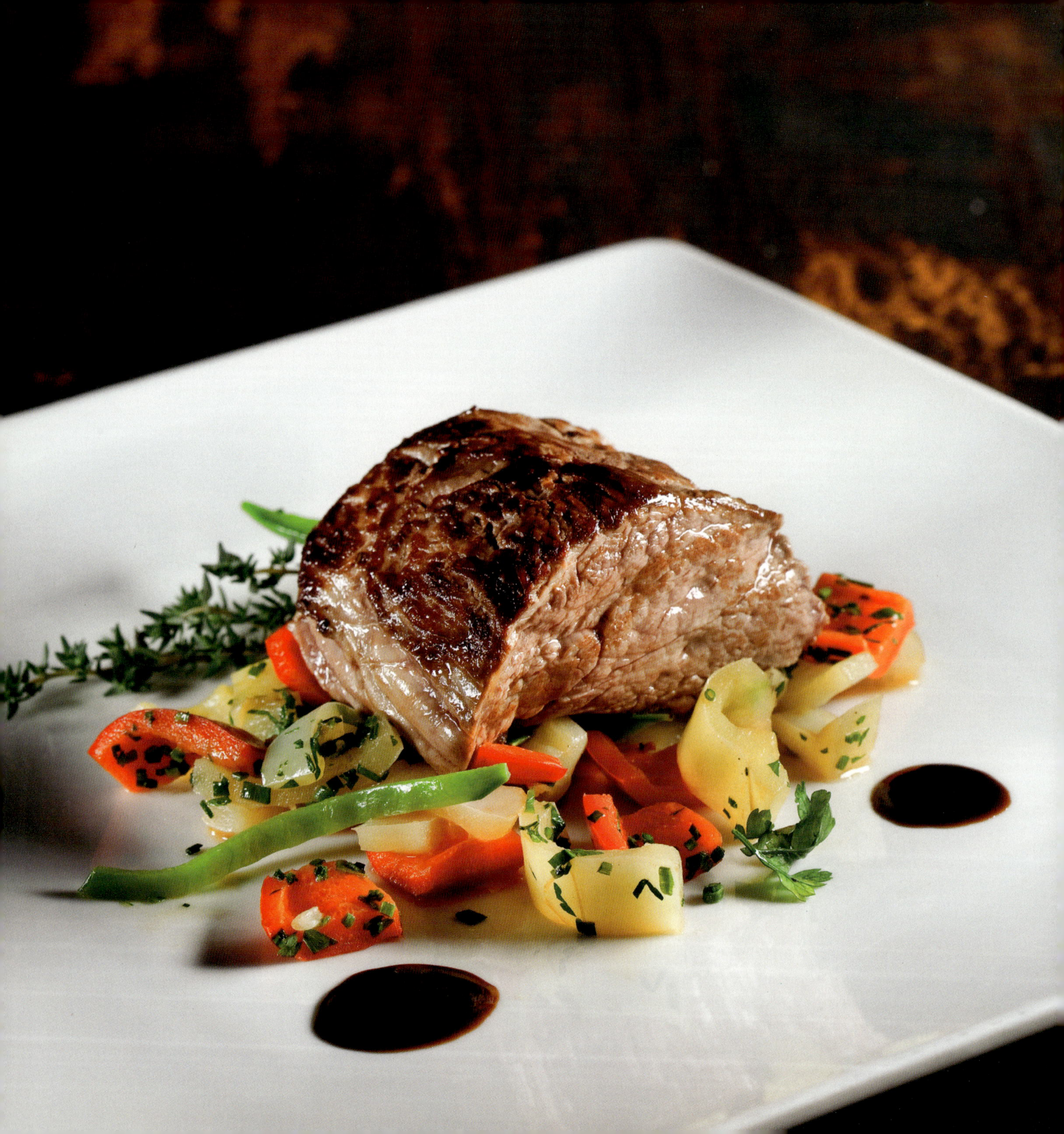

STEAK VOM RIND

AUF BUNTEM PAPRIKAGEMÜSE

Das Rindersteak ist für viele die beste aller Fleischsorten. Diesen Genuss sollte man sich nicht entgehen lassen!

ZUTATEN

180 g Rindersteak
(Rücken oder Filet)
1 Knoblauchzehe
3 EL Olivenöl
je 100 g rote und gelbe Paprikaschoten
1 Schalotte
1 Prise Salz
1 Prise Pfeffer
20 g Zuckerschoten
2 Rosmarinzweige

Rindersteak abspülen, mit Küchenpapier gut abtupfen. Knoblauchzehe schälen, fein hacken und mit Öl verrühren, Rindersteak im Knoblauchöl ca. 1 Stunde marinieren. Paprikaschoten putzen, halbieren, die weißen Trennwände und Kerne entfernen, abspülen, abtupfen und in Streifen schneiden. Die Schalotte schälen und achteln.

Rindersteak aus dem Öl nehmen und auf Küchenkrepp abtropfen lassen, mit Salz und Pfeffer würzen und mit etwas Knoblauchöl in einer Pfanne 2–3 Minuten rundherum anbraten, herausnehmen und im Backofen bei 130 °C kurz ziehen lassen. Paprikastreifen und Zuckerschoten in derselben Pfanne andünsten und ca. 8 Minuten bei mittlerer Hitze dünsten. Die Rosmarinnadeln abzupfen, fein hacken und zum Gemüse geben, salzen, pfeffern und mit ein paar Tropfen Knoblauchöl abschmecken. Gemüse auf einem Teller anrichten, Steak darauflegen.

Tipp: Ein halbe Tomate samt Kerngehäuse würfeln, zum Schluss zugeben und nach Geschmack mit Basilikumpesto verfeinern.

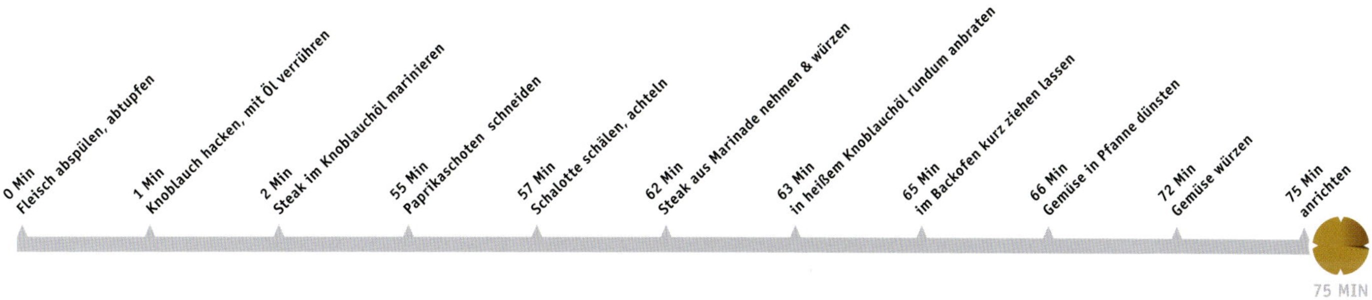

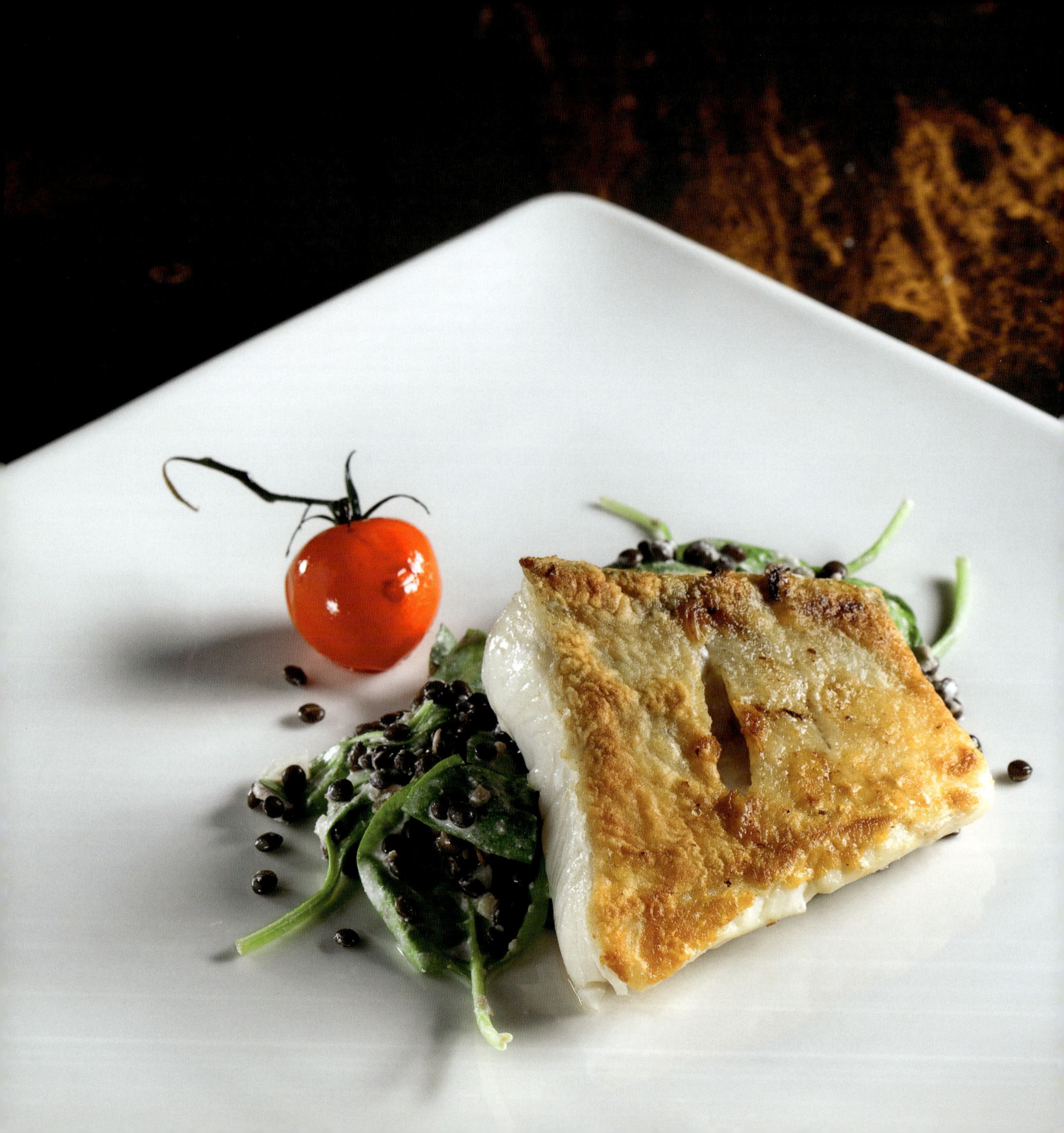

ZANDER MIT SPINAT

AUF KRÄUTER-BELUGALINSEN

Linsen enthalten viel Eisen, Zink, Kupfer, Pantothensäure, muskelstärkendes Magnesium, Folsäure, Kalium und Vitamin B. Sie stärken die Nerven und sind sättigend.

ZUTATEN

60 g Belugalinsen
½ Zwiebel
etwas Butter
1 Lorbeerblatt
Salz, Pfeffer
etwas Zitronensaft
4 EL Öl

180 g Zanderfilet
schwarzer Pfeffer aus der Mühle
Meersalz, Zitronensaft
Öl

1 große Hand voll frischer Blattspinat, geschnitten
2 EL gemischte Kräuter (Petersilie, Basilikum), gehackt

Linsen über Nacht in kaltem Wasser einweichen, dann abtropfen lassen. Zwiebel schälen, würfelig schneiden und in Butter andünsten.

Linsen zu den Zwiebeln geben, etwa 500 ml Wasser zugießen (die Linsen sollen mit Wasser bedeckt sein). Lorbeerblatt zugeben und aufkochen, dann bei kleiner Hitze 10 Minuten kochen lassen. Die gekochten Linsen mit Salz, Pfeffer, Zitronensaft und etwa 4 EL Öl abschmecken.

Das geschuppte und entgrätete Zanderfilet leicht pfeffern, salzen, mit Zitronensaft beträufeln und in einer Pfanne in erhitztem Öl auf der Hautseite knusprig anbraten.

Kurz vor dem Servieren den Spinat mit den Kräutern bei hoher Temperatur unter die Linsen mischen, bis der Spinat an Volumen verliert und weich wird.

Tipp: Für dieses Gericht eignet sich auch Lachs.

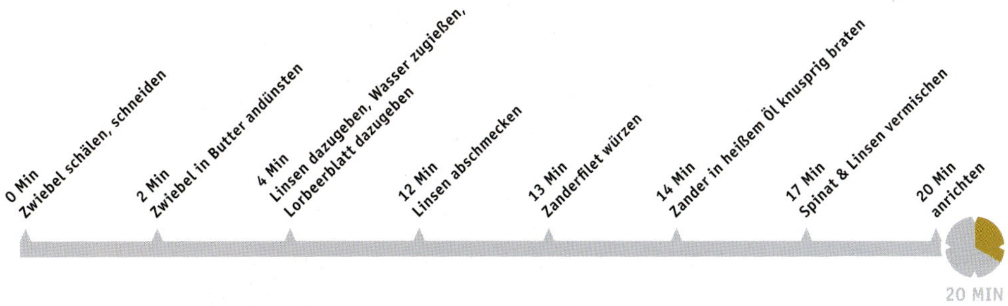

PIKANTES LAMM
IN SCHARFER TOMATENSAUCE

ZUTATEN

Olivenöl
200 g Lammfleisch aus der Keule
6 Blatt Minze
40 g Naturjoghurt
¼ Limette

Tomatensauce
30 g Ingwer
1 Knoblauchzehe
¼ Zwiebel
¼ Chilischote
1 EL Korianderblätter, frisch
½ TL Fenchelsamen
½ TL Koriandersamen
½ TL Kümmel, 1 Prise Zimt
Salz, Pfeffer
1 TL Butter
100 g Tomaten aus der Dose
40 ml Wasser

Backofen auf 170 °C vorheizen. Ingwer, Knoblauch, Zwiebel, Chilischote und die Hälfte des Korianders grob hacken, in einen Mixer geben, die übrigen Gewürze hinzugeben und mixen. Butter in einem Topf erhitzen und die Gewürzmischung darin anrösten. Tomaten und Wasser unter Rühren hinzugeben und zum Kochen bringen. Mit Alufolie abdecken und für ca. 45 Minuten im Backofen garen. Nach etwa 30 Minuten Olivenöl in einer Pfanne erhitzen und die Lammfleischwürfel darin scharf anbraten, danach unter die scharfe Tomatensauce mischen und ca. 5 Minuten auf kleiner Flamme weich köcheln lassen. Die Minze mit dem restlichen Koriander grob hacken und mit dem Joghurt vermischen. Mit Limettensaft, Salz und Pfeffer abschmecken und servieren.

Tipp: Eignet sich auch perfekt zum Vormachen und Einfrieren. Anstatt Lamm kann auch Rind verwendet werden.

LAMMKOTELETT
AUF RATATOUILLE

ZUTATEN

1 Aubergine
1 Zwiebel
2 Knoblauchzehen
1 Zucchini
1 Fleischtomate
1 rote und 1 gelbe Paprikaschote
3 EL Olivenöl
Bund Thymian
1 Lorbeerblatt
180 g Lammkoteletts
1 Rosmarinzweig
Salz, Pfeffer

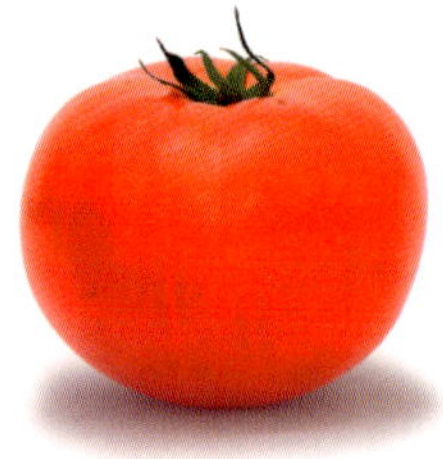

Die Aubergine in 1 cm große Würfel schneiden und salzen. Die Zwiebel und 1 Knoblauchzehe schälen und in Scheiben schneiden. Die Zucchini in Scheiben, die Tomate und die Paprikaschoten in Würfel schneiden.

Die Auberginenwürfel mit Küchenpapier trocken tupfen, in 1 EL heißem Öl goldbraun braten, auf Küchenpapier abtropfen lassen.

1 EL Öl in die Pfanne geben. Zwiebeln und Knoblauch darin 1 Minute anbraten, Paprika und Zucchini 3 Minuten mitbraten. Auberginen- und Tomatenwürfel, Thymian und ein Lorbeerblatt dazugeben, zugedeckt bei mittlerer Hitze 20 Minuten schmoren lassen, mit Salz und Pfeffer würzen.

Eine Pfanne mit 1 EL Öl erhitzen, die zweite Knoblauchzehe zerdrücken, mit dem Rosmarinzweig in die Pfanne geben. Die Lammkoteletts auf jeder Seite etwa 2 Minuten braten, salzen und pfeffern.

BACHSAIBLING
MIT PILZEN UND KRÄUTERN

ZUTATEN

1 ganzer Bachsaibling (ca. 300 g)
1 EL Zitronensaft
Salz, Pfeffer
100 g Pilze
2 EL Olivenöl
Petersilie, Schnittlauch
Thymian
1 TL Zitronenschale
Alufolie

Den Saibling waschen, trocken tupfen, mit Zitronensaft, Salz und Pfeffer würzen. Pilze in Scheiben schneiden, mit Salz, Pfeffer und Öl in einer Schüssel mischen. Kräuter hacken und die Hälfte mit Olivenöl, Salz, Pfeffer und etwas abgeriebener Zitronenschale vermengen. Alufolie zurechtschneiden, mit Öl einpinseln und den Saibling darauflegen. Die Pilze darum verteilen, ein Päckchen falten und auf ein Backblech legen.

Im vorgeheizten Ofen bei 180 °C 30 Minuten garen (wenn man die Rückenflosse nach dem Garen rausziehen kann, ohne dass Fleisch daran hängen bleibt, ist der Fisch fertig). Das Päckchen öffnen, den Saibling filetieren, mit restlicher Zitronenschale und Kräutern bestreuen und servieren (schmeckt auch mit Majoran oder anderen Kräutern sehr gut).

Tipp für Eilige: einfach Filets kaufen, auf der Hautseite in einer Pfanne mit Öl knusprig anbraten.

ZANDER
MIT EIERSCHWAMMERLN UND KRÄUTERN

ZUTATEN

2 Knoblauchzehen
50 g Eierschwammerln
1 EL Pinienkerne
1 Zanderfilet mit Haut (ca. 140 g)
Pfeffer, Salz
etwas Mehl
Öl zum Braten
2 Rosmarinzweige
2 Thymianzweige
100 ml Fischfond
1 cl trockener Sherry

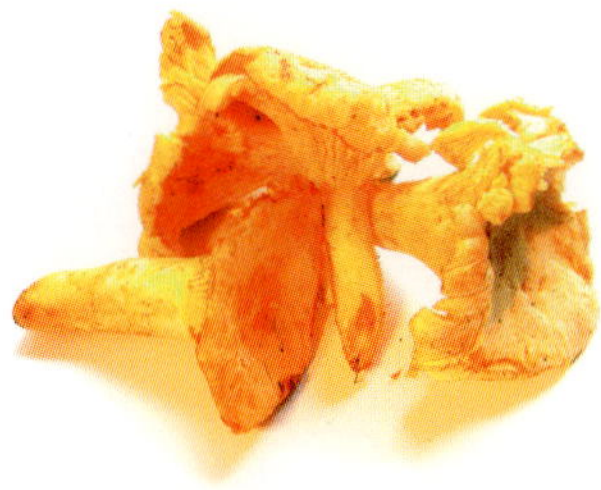

Knoblauch schälen, fein hacken, Schwammerln putzen und klein schneiden, Pinienkerne grob hacken.

Zanderfilet salzen und pfeffern, in Mehl wenden und überschüssiges abschütteln. Filet auf der Hautseite in Öl anbraten, dann auf der anderen Seite für 2–3 Minuten braten, herausnehmen und warm halten.

Rosmarin und Thmyian im Bratfett kross braten, Knoblauch, Schwammerln und Pinienkerne kurz darin erhitzen. Mit dem Fischfond ablöschen und mit Pfeffer, Salz und Sherry abschmecken.

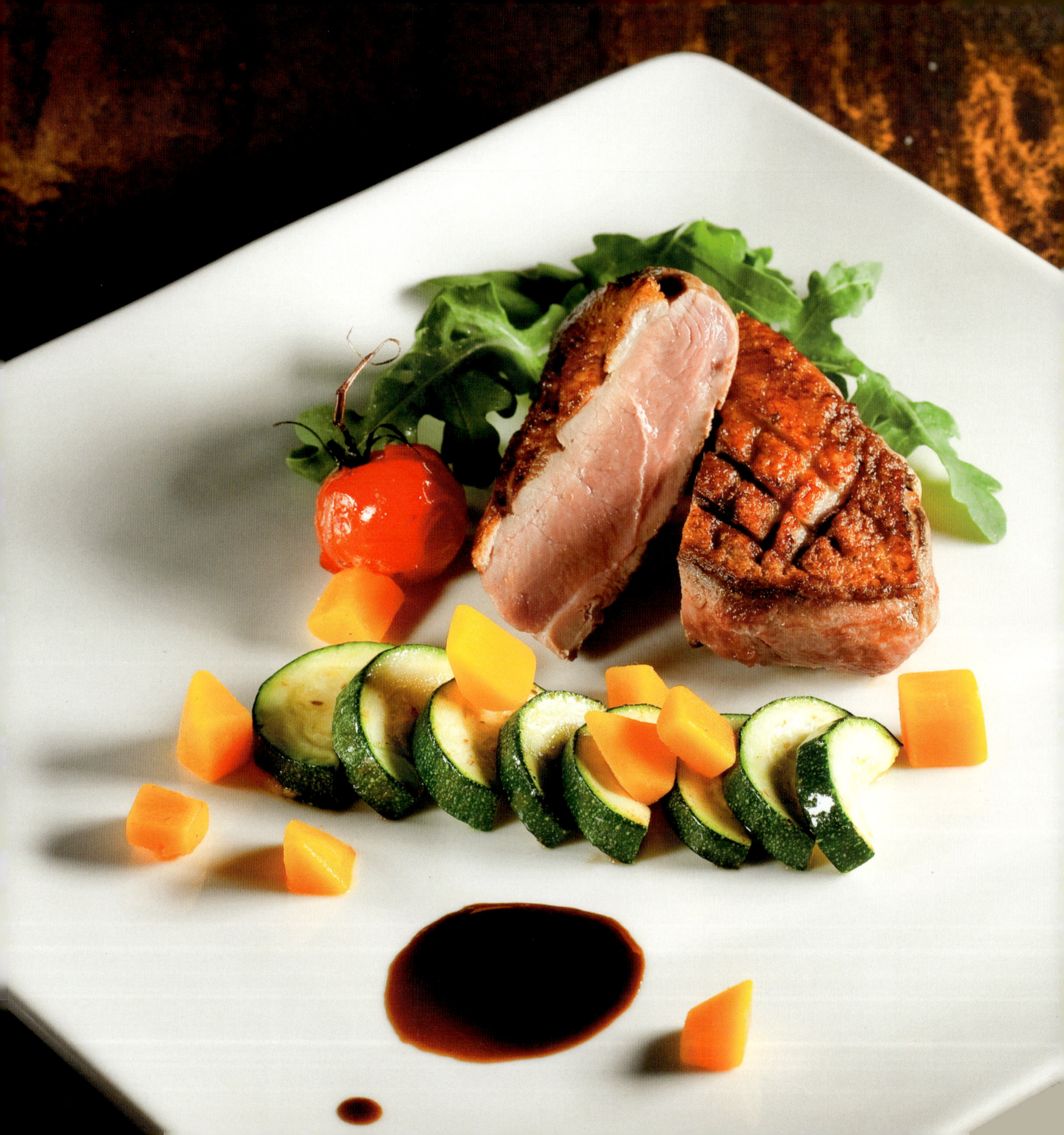

ENTENBRUST

AUF KÜRBIS UND ZUCCHINI

Kürbisse sind kalorienarm, ballaststoffreich
und eignen sich wegen ihres niedrigen
Natriumgehalts hervorragend für Diäten.

ZUTATEN

170 g Entenbrust
Salz, schwarzer Pfeffer
Öl zum Anbraten

80 g Hokkaidokürbis
1 Zucchini
80 g Rucola
frische Kräuter
Öl für das Backblech

Balsamico-Essig
Öl, Salz, Pfeffer

Entenbrust mit Salz und Pfeffer würzen.

Hokkaidokürbis in größere Würfel schneiden. Zucchini der Länge nach halbieren und dann in Scheiben schneiden. Rucola waschen und gut abtropfen lassen.

Das vorbereitete Gemüse und die gehackten Kräuter auf einem mit Öl eingefetteten Backblech verteilen und würzen, für 20–25 Minuten bei 180 °C in den Backofen geben.

In einer Pfanne mit heißem Öl die gewürzte Entenbrust auf der Hautseite ca. 6 Minuten knusprig anbraten, kurz auf die Fleischseite wenden und ca. 5 Minuten zum Gemüse in den Backofen geben, danach 3 Minuten ruhen lassen.

Für die Marinade etwas Balsamico-Essig, Öl, Salz und Pfeffer gut verrühren. Das Gemüse aus dem Ofen nehmen, Rucolasalat mit Marinade beträufeln. Die Entenbrust in Scheiben schneiden und mit dem Gemüse und dem Rucolasalat dekorativ auf einem Teller anrichten.

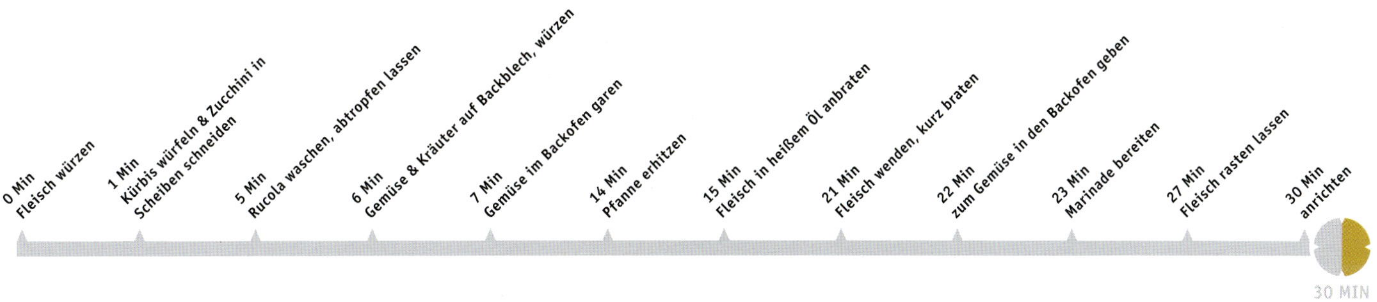

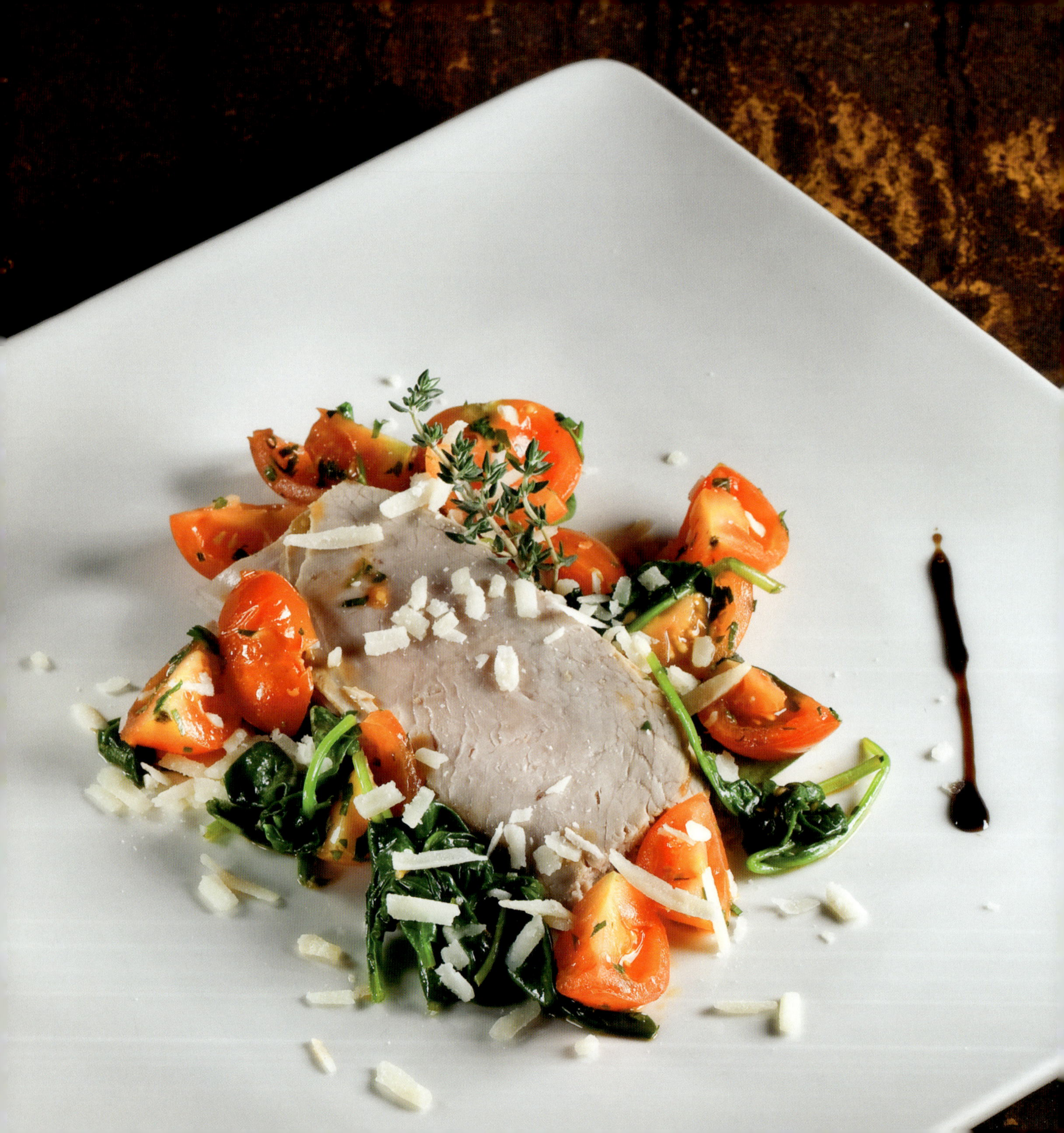

KALBSTAFELSPITZ

AUF SPINAT MIT KIRSCHTOMATEN

Kalbfleisch enthält viel Eiweiß (22 %), Vitamine (B-Gruppe, Vitamin A und D), Mineralstoffe und Spurenelemente, jedoch nur 2 % Fett.

ZUTATEN

200 g Kalbstafelspitz
Salz, Pfeffer
Senf
etwas Öl
25 g Parmesan

100 g frischer Spinat
Kirschtomaten
Salz, Pfeffer
Muskatnuss

Den Backofen auf 200 °C vorheizen. Tafelspitz abspülen und trocken tupfen, Fett und Sehnen entfernen, mit Salz, Pfeffer und Senf dünn einreiben.

Kalbstafelspitz in heißem Öl kurz von allen Seiten scharf anbraten, danach in den Backofen geben und je nach Dicke des Fleisches ca. 25 Minuten garen (nicht zu lange, da der Tafelspitz innen saftig bleiben soll).

Spinat gründlich waschen und die Stiele entfernen. Tomaten waschen und vierteln. Spinat in etwas Salzwasser blanchieren, mit Salz, Pfeffer und Muskatnuss abschmecken.

Geriebenen Parmesan 5 Minuten vor Ende der Garzeit über das Fleisch streuen.

Fleisch auf blanchiertem Spinat mit den Tomaten dekorativ anrichten.

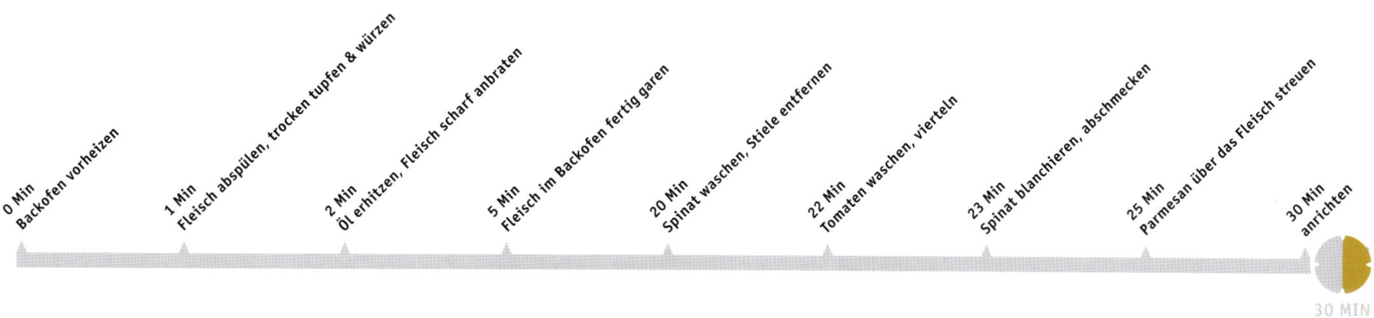

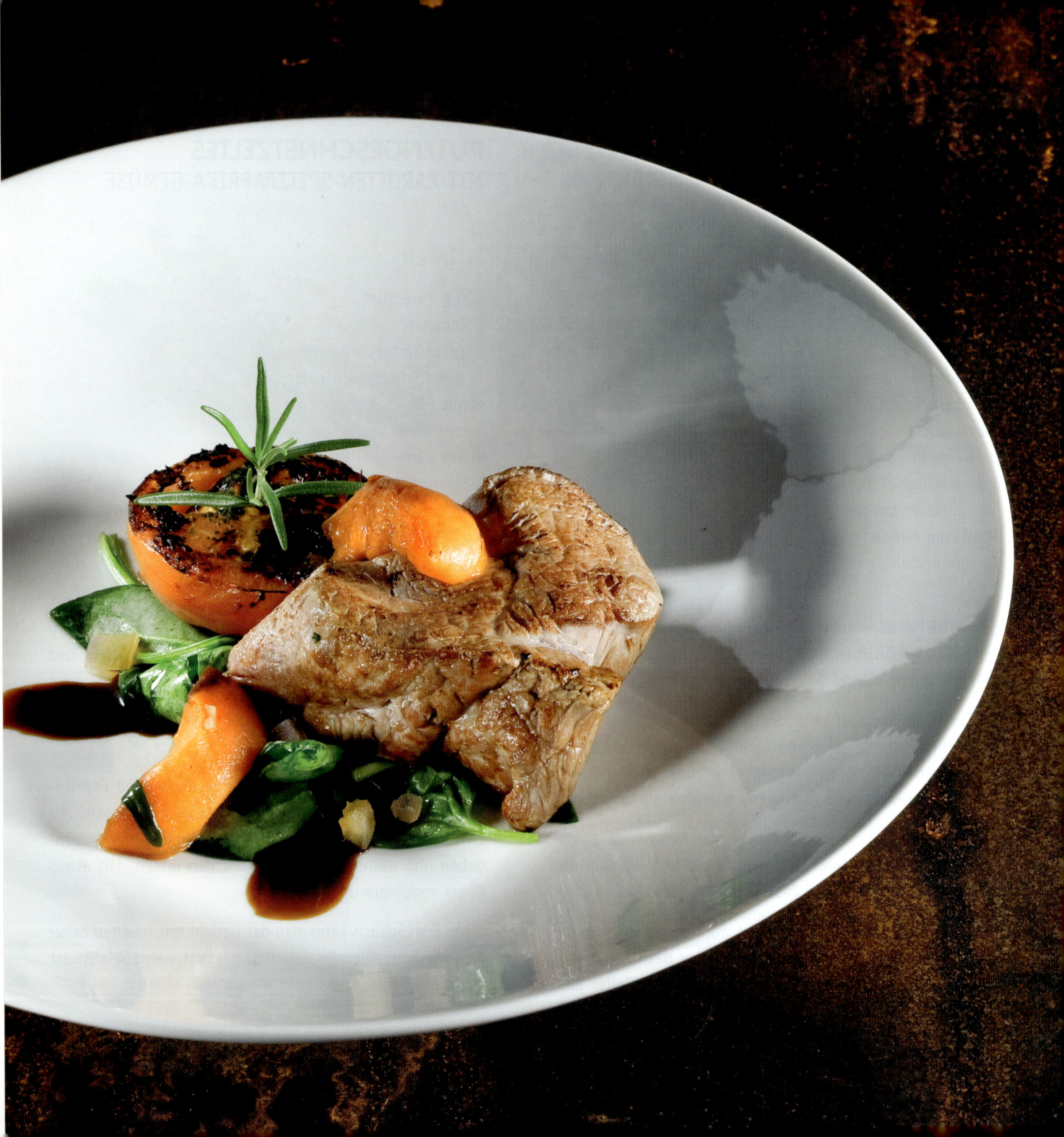

STEAK VOM KALB

MIT MANGOLD UND GRILLTOMATEN

Der früher sehr beliebte und heute wiederentdeckte Mangold schmeckt würziger als Spinat, seine Stiele erinnern auch an Spargel.

ZUTATEN

1 Tomate
Salz, Pfeffer
75 ml Gemüsesuppe
200 g Kalbsrückensteak
etwas Olivenöl
1 Marille
½ Zwiebel
2 Hand voll Mangold
Zitrone

Backofen auf 160 °C vorheizen, eine feuerfeste Form mit Olivenöl ausstreichen. Die Tomate waschen, halbieren, in die Form legen, mit Salz und Pfeffer würzen und ein wenig von der Gemüsesuppe darübergießen, dann in den Ofen schieben.

Das Steak würzen und in einer Pfanne in heißem Olivenöl scharf anbraten. Das Fleisch zu den Tomaten in die Auflaufform geben und die gewaschene, halbierte Marille darauflegen, das Ganze im Ofen für ca. 10 Minuten garen.

In der Zwischenzeit die Zwiebel in Würfel schneiden und kurz in heißem Öl andünsten, dann den gewaschenen, abgetropften und klein geschnittenen Mangold nach und nach beigeben, mit der restlichen Gemüsesuppe ablöschen und mit Salz und Pfeffer würzen, Mangold nicht zu dunkel anbraten.

Auflaufform mit Fleisch und Tomaten aus dem Ofen nehmen, Fleisch 5 Minuten ruhen lassen und dann mit dem Mangold und den gegrillten Tomatenhälften anrichten.

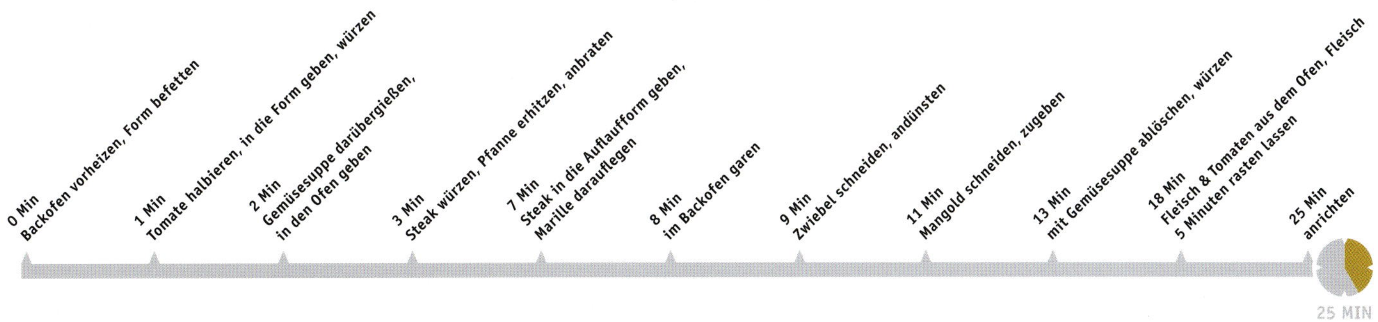

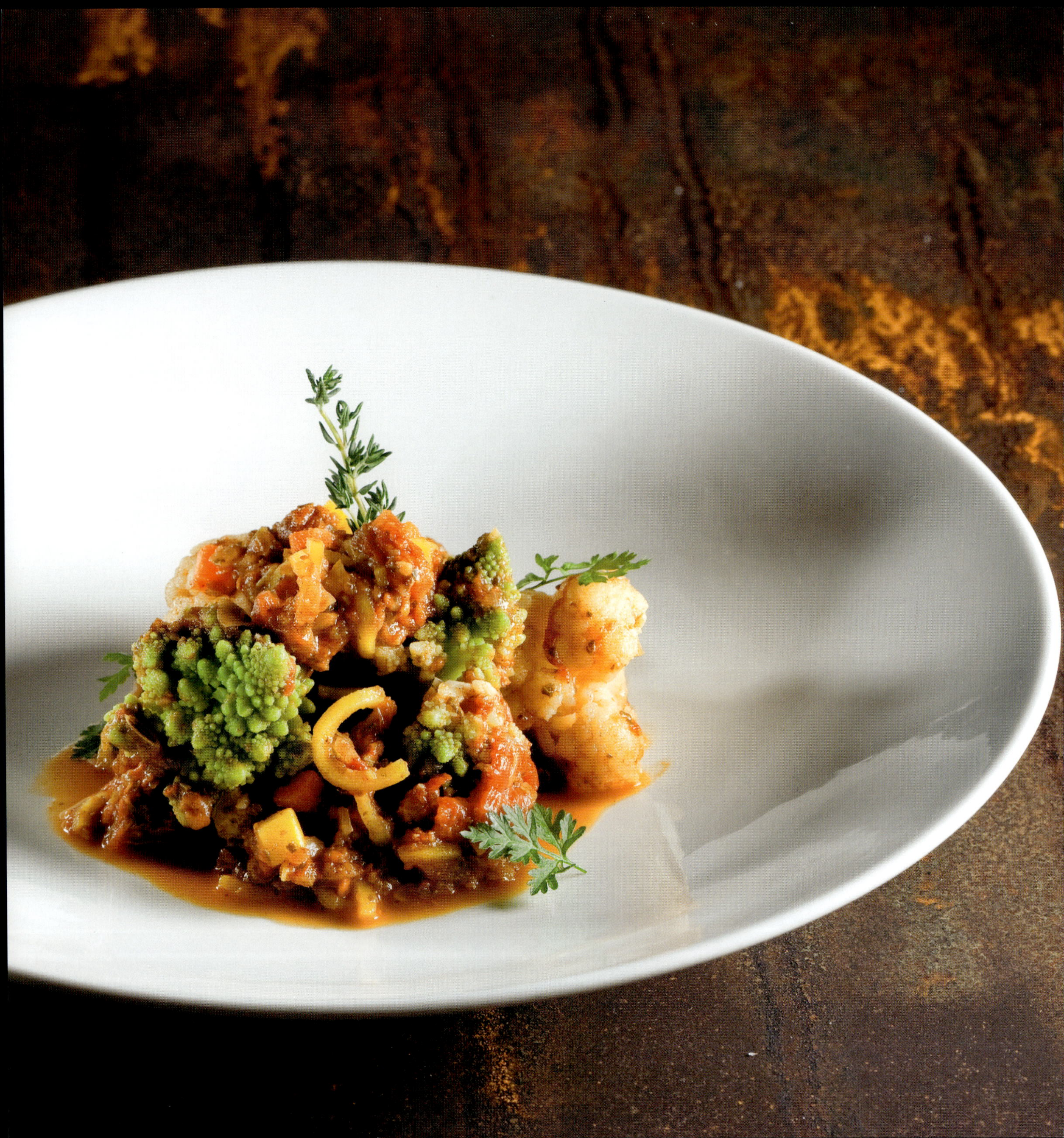

GEMÜSECURRY

MIT KORIANDER

Curry ist sowohl eine Gewürzmischung als auch ein Gericht. Die Engländer brachten beides im 18. Jahrhundert aus Indien nach Europa mit.

ZUTATEN

1 kleine Zwiebel
1 cm Ingwer
2 große Karotten
1 Romanescorose
1 Kartoffel
etwas Öl zum Anbraten
1 EL Currypulver
Salz, Pfeffer
1 kleine Dose Tomaten
frischer Koriander nach Belieben

Die Zwiebel und den Ingwer schälen und fein hacken, Karotten schälen und in Scheiben schneiden. Romanescorose putzen und in Röschen teilen, die Kartoffel schälen und würfeln.

Etwas Öl in einem Topf erhitzen, Zwiebel und Ingwer darin andünsten, restliches Gemüse zugeben und kurz mitdünsten. Mit dem Currypulver, Salz und Pfeffer würzen. Die Tomaten aus der Dose samt dem Saft dazugeben und bei geringer Hitze ca. 15 Minuten köcheln lassen. Inzwischen den Koriander hacken und kurz vor dem Servieren dazugeben.

Tipp: Man kann auch Fleisch hinzufügen: einfach 200 g Beiried (oder anderes Fleisch) in Streifen schneiden und scharf anbraten, dann 3 Minuten vor Schluss zum Gericht geben.

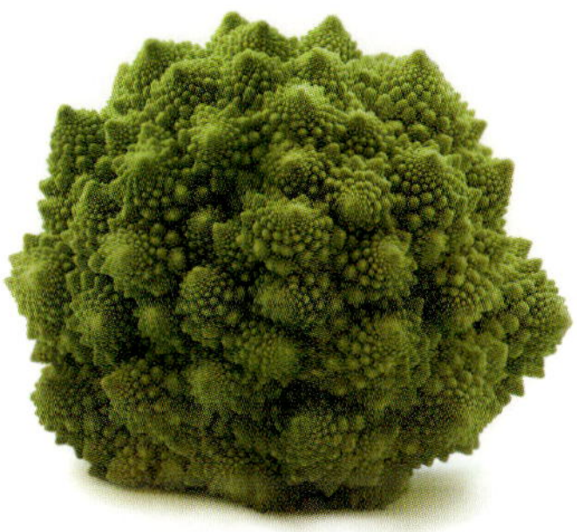

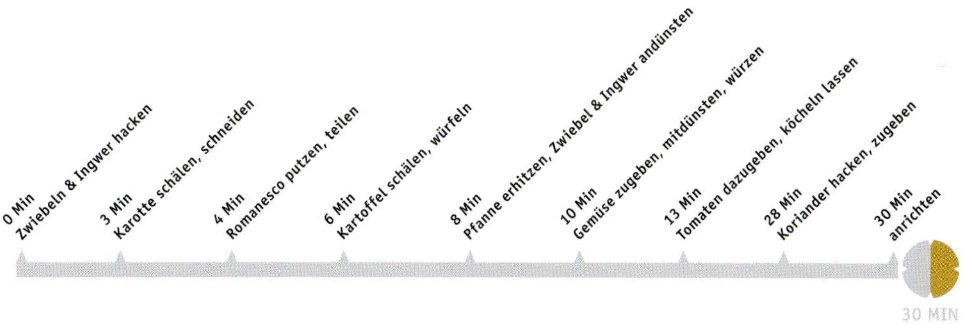

KALBSSCHNITZEL
MIT WIRSING

ZUTATEN

1 Kalbsschnitzel (ca. 150 g)
3 getrocknete, in Öl eingelegte Tomaten
½ Zwiebel, ½ Knoblauchzehe
1 EL Kapern, 1 Bund Petersilie
4 EL Olivenöl
1 EL Zitronensaft
Pfeffer
½ Wirsingkopf
50 ml Gemüsesuppe
Kümmel, Salz

Kalbsschnitzel waschen, trocken tupfen. Tomaten in Streifen schneiden. Zwiebel und Knoblauch schälen und fein würfeln, Kapern kurz warm abspülen, Petersilie grob hacken. Tomaten, die Hälfte der Zwiebel- und Knoblauchwürfel, Kapern und gehackte Petersilie über die Kalbsschnitzel verteilen, 2 EL Olivenöl mit Zitronensaft vermischen und darüber verteilen, pfeffern, zugedeckt mindestens 30 Minuten marinieren lassen.

Wirsing klein schneiden, Strunk dabei entfernen. In einem großen Topf restliches Olivenöl erhitzen, restliche Zwiebel- und Knoblauchwürfel sowie Kümmel kurz darin anschwitzen, dann Wirsing dazugeben und dünsten. Nach und nach die Gemüsesuppe dazugießen, mit Salz und Pfeffer abschmecken. Die Kalbsschnitzel aus der Marinade nehmen und etwas salzen, in einer Bratpfanne ohne Fett insgesamt ca. 4 Minuten braten und anrichten.

BACHSAIBLING
MIT LINSENGEMÜSE UND SENF

ZUTATEN

150 g Bachsaiblingsfilet
Salz, Pfeffer, Öl

50 g Karotten
50 g Sellerie
½ Schalotte, Olivenöl
25 g Linsen (z. B. Belugalinsen), gekocht
1 Schuss Balsamico-Essig, 1 TL Dijon-Senf
60 ml klare Gemüsesuppe
60 ml Obers, 20 g Jungzwiebelgrün

Das Bachsaiblingsfilet enthäuten, mit Salz und Pfeffer würzen und in heißem Öl auf beiden Seiten kurz anbraten.

Karotte und Sellerie in kleine Würfel schneiden und in Salzwasser bissfest kochen.

Schalotte in kleine Würfel schneiden, in Olivenöl anschwitzen, die Linsen dazugeben und mit Balsamico-Essig ablöschen. Dann Senf und die Gemüsesuppe hinzufügen, Obers dazugeben und leicht einkochen lassen.

Die Linsen abseihen, die Sauce kurz aufmixen und dann Linsen mit den Karotten- und Selleriewürfeln wieder in die Sauce geben, das Ganze aufkochen und das fein geschnittene Jungzwiebelgrün unterrühren.

Es eignet sich auch Wolfsbarschfilet für dieses Gericht.

HUHN MIT GEMÜSE
ASIA STYLE

ZUTATEN

1 Karotte
1 Zucchini
50 g Champignons
1 TL Butter
400 ml Gemüsesuppe
150 g Hühnerbrust
Salz, Pfeffer
etwas Limettensaft

Die Karotte schälen und in Scheiben schneiden, Zucchini waschen und würfeln, die Champignons putzen und in Scheiben schneiden.

Die Butter in einem Topf erhitzen und das Gemüse kurz darin andünsten. Mit der Gemüsesuppe aufgießen und ca. 5 Minuten köcheln lassen.

Inzwischen die Hühnerbrust in mundgerechte Stücke schneiden, zur Suppe geben und für 10 Minuten bei geringer Hitze ziehen lassen, dann mit Salz, Pfeffer und Limettensaft würzen.

Tipp: Wer möchte, kann das Hühnerfleisch auch anbraten und erst zum Schluss in den Gemüsetopf geben.

SEEZUNGE
MIT FENCHEL UND ORANGE

ZUTATEN

2 Seezungenfilets groß
Salz, Pfeffer
½ Fenchelknolle
etwas Sesamöl
30 ml Gemüsesuppe
½ Knoblauchzehe
½ Orange
Olivenöl

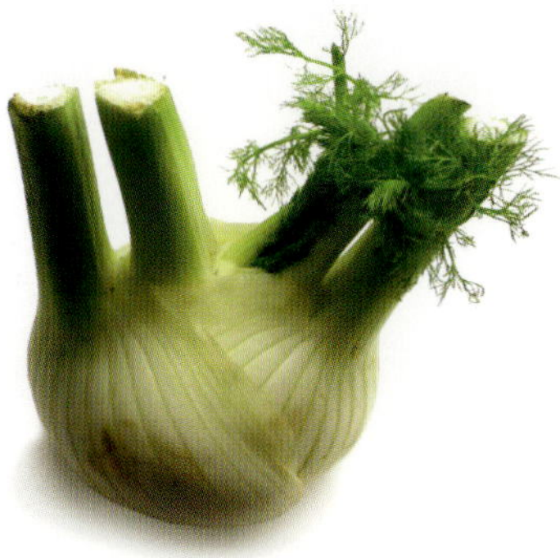

Den Backofen auf 180 °C vorheizen. Die Seezungenfilets waschen, trocken tupfen, salzen und pfeffern. Den Fenchel putzen und in dünne Scheiben schneiden.

Eine Auflaufform mit Sesamöl ausstreichen und die Fenchelscheiben hineingeben, die Gemüsesuppe darübergießen, mit Salz und Pfeffer würzen und bei 180 °C für ca. 10 Minuten im Backofen garen.

Inzwischen Knoblauchzehe sehr fein hacken. Die Orange filetieren und den Saft auffangen.

Seezungenfilets nun auf den Fenchel in die Auflaufform legen, Knoblauch darüber verteilen, Fenchel und Filets ca. 15 Minuten garen.

Fenchel und Seezungenfilets mit Orangenfilets anrichten mit etwas Olivenöl und Orangensaft beträufeln.

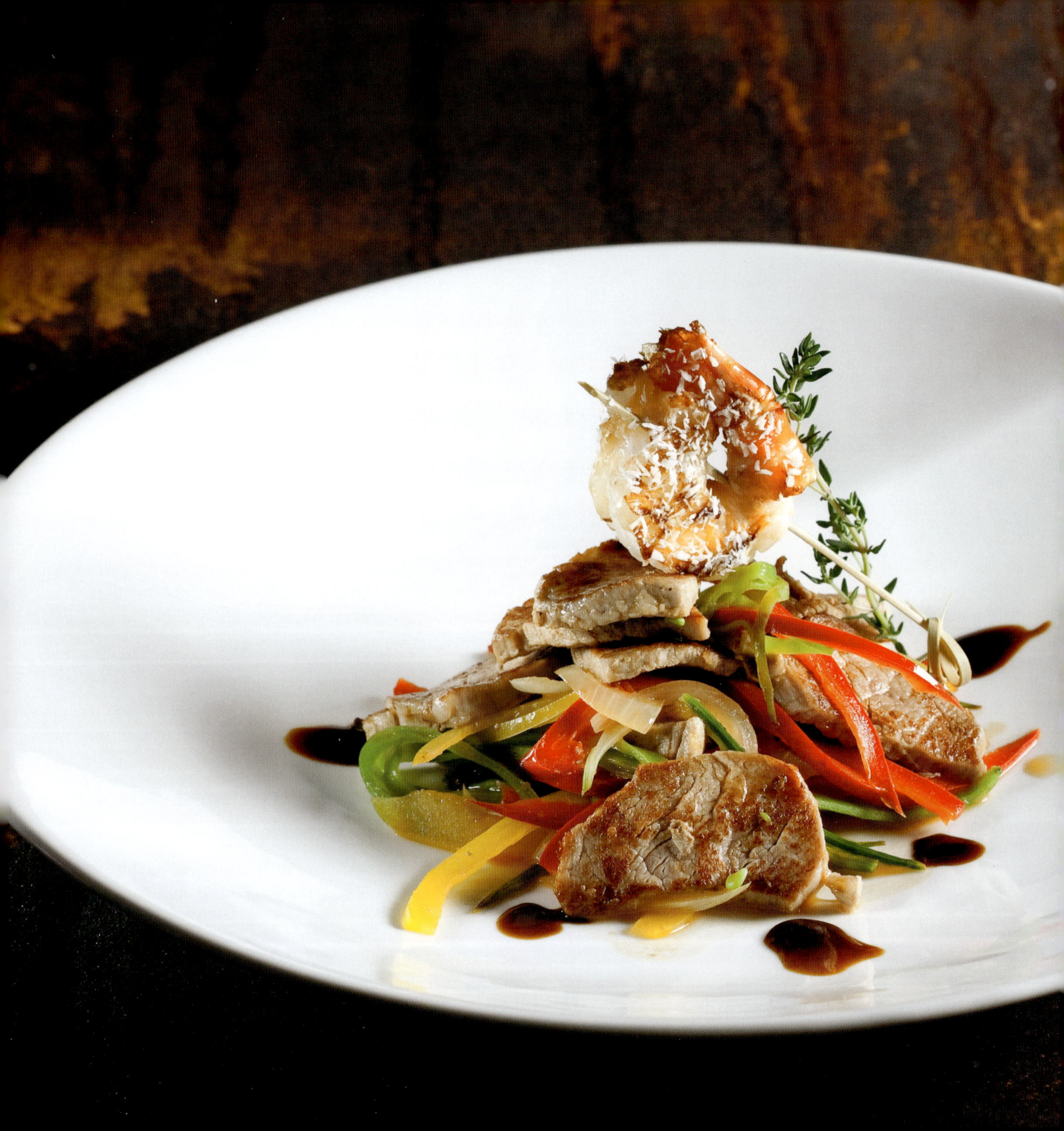

SURF AND TURF
AUF ASIATISCH

Der Begriff „Surf and turf“ bezeichnet immer ein Gericht, das aus einer Kombination von Fleisch und Meeresfrüchten besteht.

ZUTATEN

1 rote und 1 gelbe Paprikaschote
50 g Zuckerschoten
½ Zwiebel
Öl zum Braten
200 g Schweinegeschnetzeltes
50 g Garnelen
Salz
80 ml Gemüsesuppe
Schale und Saft von ¼ Limette
1 EL süß-scharfe Chilisauce
¼ Bund Koriander

Paprika- und Zuckerschoten putzen und längs in dünne Streifen schneiden. Zwiebel schälen und in dünne Ringe schneiden.

Öl in einer Pfanne erhitzen und nacheinander Fleisch und Garnelen scharf anbraten, salzen, aus der Pfanne nehmen und beiseitestellen.

Erneut Öl erhitzen, zuerst die Zwiebel, dann das restliche Gemüse dazugeben und anbraten. Mit der Gemüsesuppe ablöschen und zugedeckt 3 Minuten garen.

Dann das Fleisch und die Garnelen dazugeben, alles mit abgeriebener Limettenschale und ausgepresstem Limettensaft, Chilisauce und Salz würzen. Zum Schluss den gehackten Koriander untermischen.

Tipp: Wer es gerne scharf mag: Chilisauce gemeinsam mit dem Gemüse anbraten. Etwas Sojasauce gibt dem Gericht eine ganz andere Geschmacksrichtung.

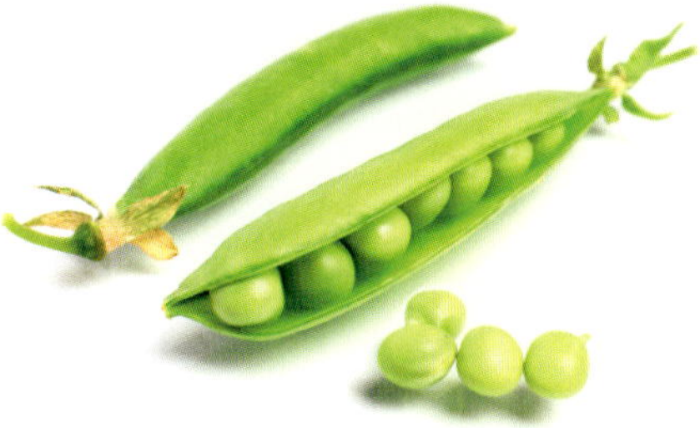

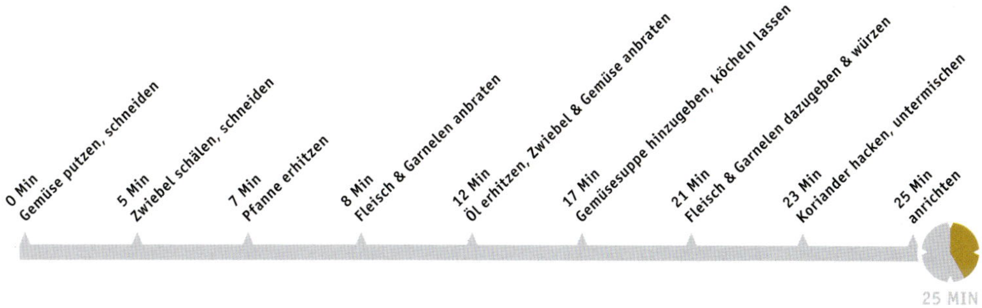

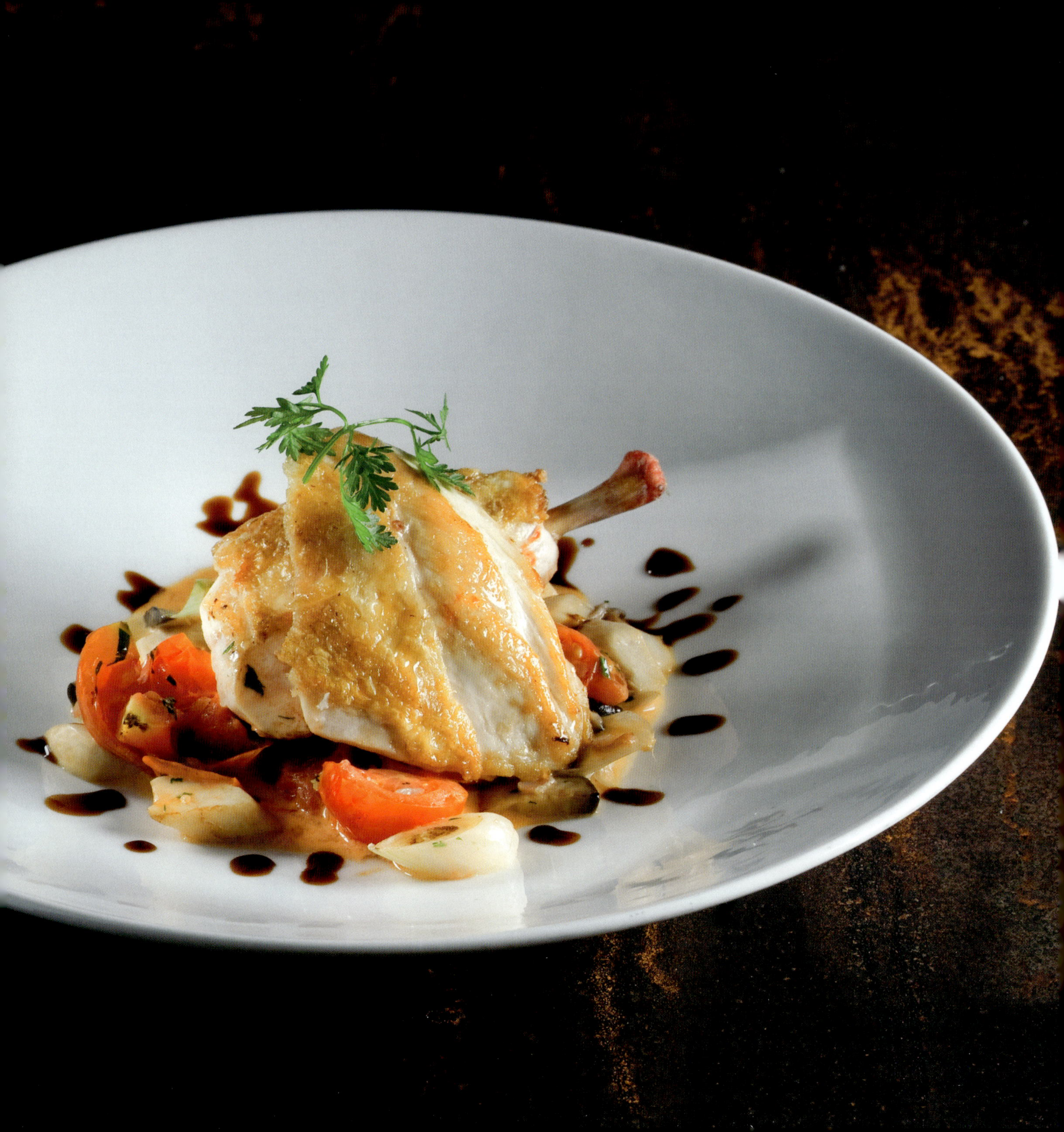

HÜHNERBRUST
AUF CHAMPIGNON-LAUCH

Wie auf dem Foto zu sehen ist, kann man die Hühnerbrust auch getrennt vom Gemüse zubereiten.

ZUTATEN

ca. 180 g Hühnerbrust
Salz, Pfeffer
Olivenöl
25 g Kochschinken
100 g Champignons
50 g Lauch
½ Tomate
40 ml Gemüsesuppe
40 ml Obers
1 Zweig glatte Petersilie

Backofen auf 180 °C vorheizen. Hühnerbrust salzen und pfeffern. Öl in einer Pfanne erhitzen, Fleisch von jeder Seite ca. 3 Minuten anbraten. Auflaufform mit Öl einreiben, Fleisch hineinlegen. Den Schinken in kleine Würfel schneiden, Champignons mit Küchenpapier abreiben, in Scheiben schneiden, den Lauch in Streifen schneiden.

Etwas Olivenöl in einer Pfanne erhitzen, Champignons und Lauch für 3 Minuten andünsten. Den Schinken hinzugeben, mit Salz und Pfeffer abschmecken, weitere 2 Minuten braten.

Tomate in Scheiben schneiden und auf dem Hühnchen verteilen. Die Gemüsesuppe mit Obers verrühren und darübergießen. Die Auflaufform mit einem Deckel schließen, das Ganze etwa 10 Minuten garen, den Deckel abnehmen, Schinkenmischung zugeben und weitere 10 Minuten garen. Petersilienblätter hacken. Alles auf den Teller geben und mit Petersilie garnieren.

- 0 Min Backofen vorheizen
- 1 Min Fleisch würzen, Öl erhitzen
- 2 Min Fleisch beidseitig anbraten
- 8 Min Auflaufform befetten, Fleisch hineingeben
- 9 Min Schinken, Champignons & Lauch schneiden
- 14 Min Pfanne erhitzen, Gemüse & Schinken andünsten, würzen
- 18 Min Tomate schneiden, auf das Fleisch geben
- 19 Min Gemüsesuppe mit Obers verrühren, darübergießen
- 20 Min Auflaufform schließen, im Ofen garen
- 30 Min Deckel abnehmen, Schinkenmischung zugeben, weitergaren
- 40 Min anrichten

40 MIN

LAMMKOTELETTS
MIT ROSMARIN

ZUTATEN

2 Lammkoteletts à 100 g
1 EL Olivenöl
Öl
einige Stiele Rosmarin
½ Knoblauchzehe
Salz, Pfeffer

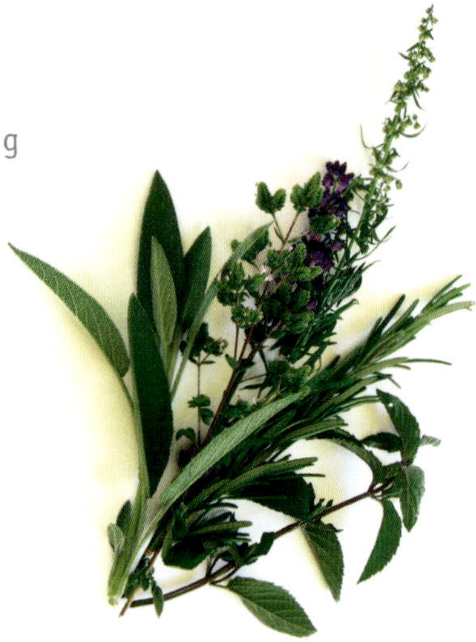

Die Lammkoteletts mit Küchenpapier abtrocknen. Das Olivenöl in einer weiten Pfanne erhitzen. Die Lammkoteletts im heißen Öl bei starker Hitze etwa 3 Minuten anbraten. Lammkoteletts wenden und die zweite Seite ebenfalls 3 Minuten braten.

Inzwischen Rosmarin waschen, trocken schütteln und die Nadeln von den Stielen zupfen. Rosmarin zum Fleisch in die Pfanne geben und 5 Minuten mitbraten lassen.

Den Knoblauch schälen, in das heiße Bratfett pressen und damit verrühren.

Lammkoteletts noch einmal darin wenden, salzen, pfeffern und anrichten.

Tipp: So einfach ist Grillen am Herd! Genauso kann man auch Rind- oder Schweinefleisch zubereiten.

LACHS
UND OLIVENTAPENADE

ZUTATEN

Lachsfilet ca. 150 g
Öl zum Braten
Zitronensaft
1 Scheibe Zitrone
2 EL Basilikumblätter
1 EL glatte Petersilie

Tapenade
80 ml Olivenöl
50 g schwarze Oliven
2 Sardellen
2 TL Kapern
1 Knoblauchzehe

Tapenadenzutaten in einem Mixer pürieren.

Lachsfilets mit der Hautseite nach unten in heißem Öl anbraten, mit der Tapenade bestreichen und bei 220 °C ca. 15 Minuten im Ofen garen.

Mit Zitronensaft beträufeln, mit Alufolie zudecken und 10 Minuten ruhen lassen. Lachs in Streifen schneiden und mit einer Scheibe Zitrone, fein geschnittenem Basilikum und Petersilie sowie einem Spritzer Olivenöl servieren.

SCHWEINESCHNITZEL
MIT PAPRIKA-SPECK-GEMÜSE

ZUTATEN

150 g Schweineschnitzel
Salz, Pfeffer
1 Prise scharfes Paprikapulver
12 g durchwachsener Speck
½ Zwiebel
½ rote Paprikaschote
1 Tomate
½ Gewürzgurke
etwas Öl zum Braten
30 ml Gemüsesuppe

Das Schnitzel abspülen und trocken tupfen, leicht flach drücken, mit wenig Salz, Pfeffer und Paprikapulver einreiben.

Speck würfeln, Zwiebel in Ringe schneiden, Paprikaschote in Streifen schneiden. Tomate häuten, achteln, entkernen und den Stängelansatz entfernen. Gurke in Stifte schneiden.

Öl in einer Pfanne erhitzen, Schnitzel darin auf jeder Seite 4 Minuten braten. Dann auf einer vorgewärmten Platte zugedeckt warm stellen. Speckwürfel und Zwiebelscheiben in die Pfanne geben, 5 Minuten andünsten. Paprikastreifen dazugeben und 5 Minuten unter Rühren braten. Tomatenachtel und Gurkenstifte 3 Minuten mitbraten, mit Salz, Pfeffer und Paprikapulver abschmecken. Schnitzel wieder einlegen, mit Gemüsesuppe übergießen und zugedeckt 5 Minuten ziehen lassen.

SCHWEINEFILET
UND ZUCKERSCHOTEN

ZUTATEN

150 g Schweinefilet
½ EL Rapsöl
125 g Zuckerschoten
Salz
1 Schalotte
Butter
½ EL Honig
Saft einer Zitrone
Obers
etwas Estragon
weißer Pfeffer aus der Mühle
Zitronenmelisse zum Garnieren

Filet waschen, trocken tupfen und in heißem Öl von allen Seiten anbraten. Dann auf ein mit Alufolie locker und knittrig ausgelegtes Backblech legen und im Ofen (Umluft ca. 150 °C) auf der 2. Schiene von unten 15–20 Minuten garen. Danach das Filet gut in die Folie einpacken und 5 Minuten im ausgeschalteten Ofen ruhen lassen.

Zuckerschoten putzen, waschen und in kochendem Salzwasser ca. 10 Minuten garen. Die Schalotte schälen und vierteln. Butter in einer Pfanne erhitzen und die Schalottenstücke darin glasig andünsten, Honig einrühren. Bratenfond mit Zitronensaft und Obers ablöschen. Estragon zugeben, mit Salz und Pfeffer abschmecken. Abgeseihte Zuckerschoten gut abtropfen lassen, mit den Schalotten mischen. Fleisch in Scheiben schneiden. Mit den Zuckerschoten und der Sauce anrichten und mit Zitronenmelisse garnieren.

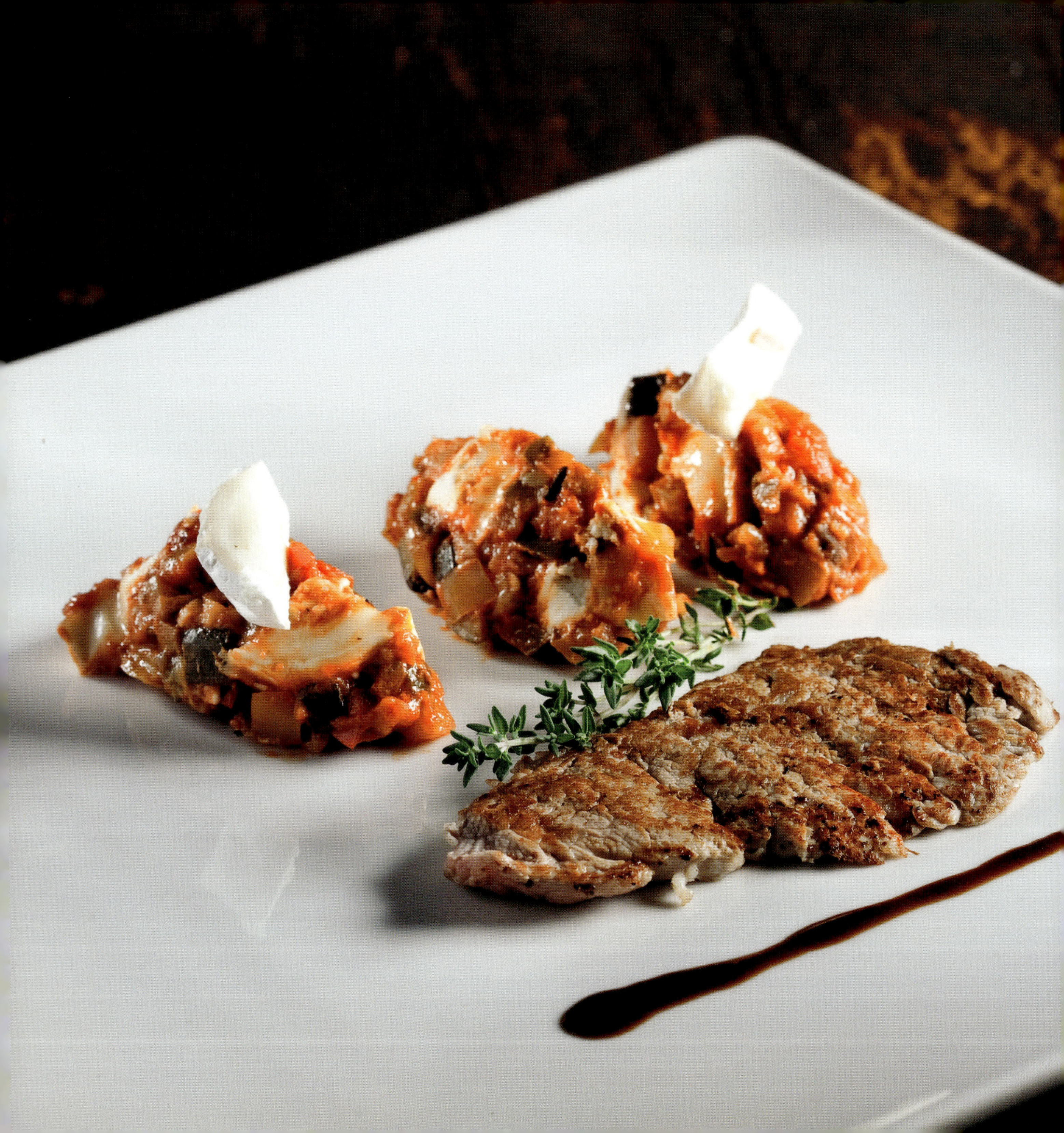

KALBSSCHNITZEL

MIT RATATOUILLE UND FETAKÄSE

Ratatouille am besten in größeren Mengen herstellen, da man es gut einfrieren kann. Es eignet sich nicht nur als Beilage, sondern kann auch als Vorspeise genossen werden.

ZUTATEN

ca. 180 g Kalbsschnitzel
Salz, Pfeffer
½ Zucchini
½ gelbe Paprikaschote
6 Kirschtomaten
5 Champignons
½ Zwiebel
Rosmarin, Thymian
3 EL Olivenöl
50 g Fetakäse

Schnitzel waschen, trocken tupfen, salzen, pfeffern und zur Seite stellen.

Das Gemüse waschen, klein schneiden und in eine feuerfeste Form füllen, salzen, pfeffern und mit den gehackten Kräutern bestreuen. Mit 2 EL Olivenöl beträufeln und bei 200 °C 20 Minuten im Backofen garen.

Kurz vor Ende der Garzeit Olivenöl in einer Pfanne erhitzen und darin das Schnitzel von beiden Seiten kurz anbraten, salzen, pfeffern und auf dem Teller anrichten.

Das Gemüse aus dem Ofen nehmen und mit in Würfel geschnittenem Fetakäse bestreuen. Noch einmal gut durchmischen und zum Schnitzel auf den Teller geben.

Tipp: Man kann natürlich auch Schweineschnitzel oder -filet verwenden.

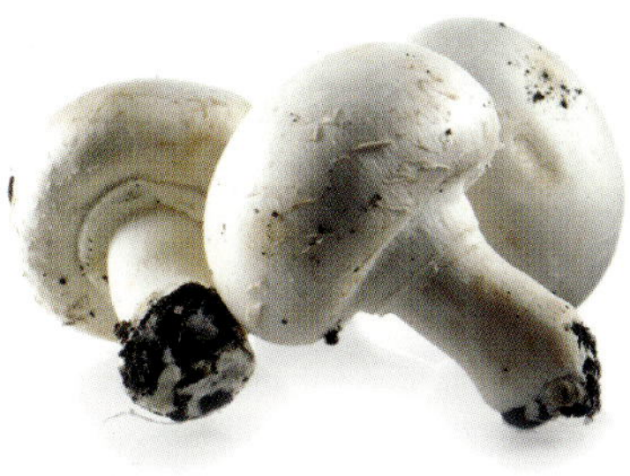

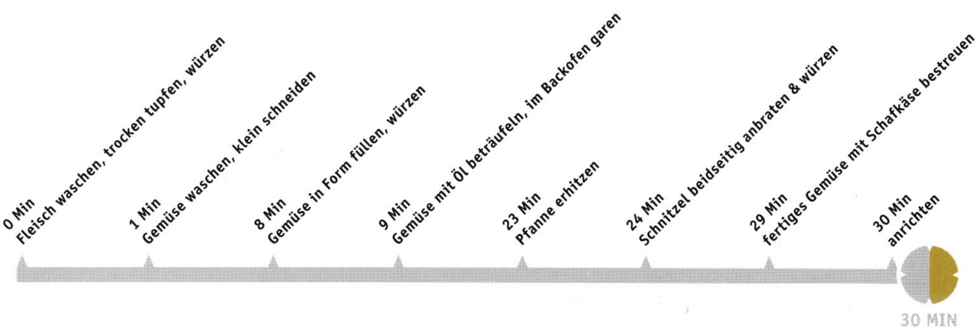

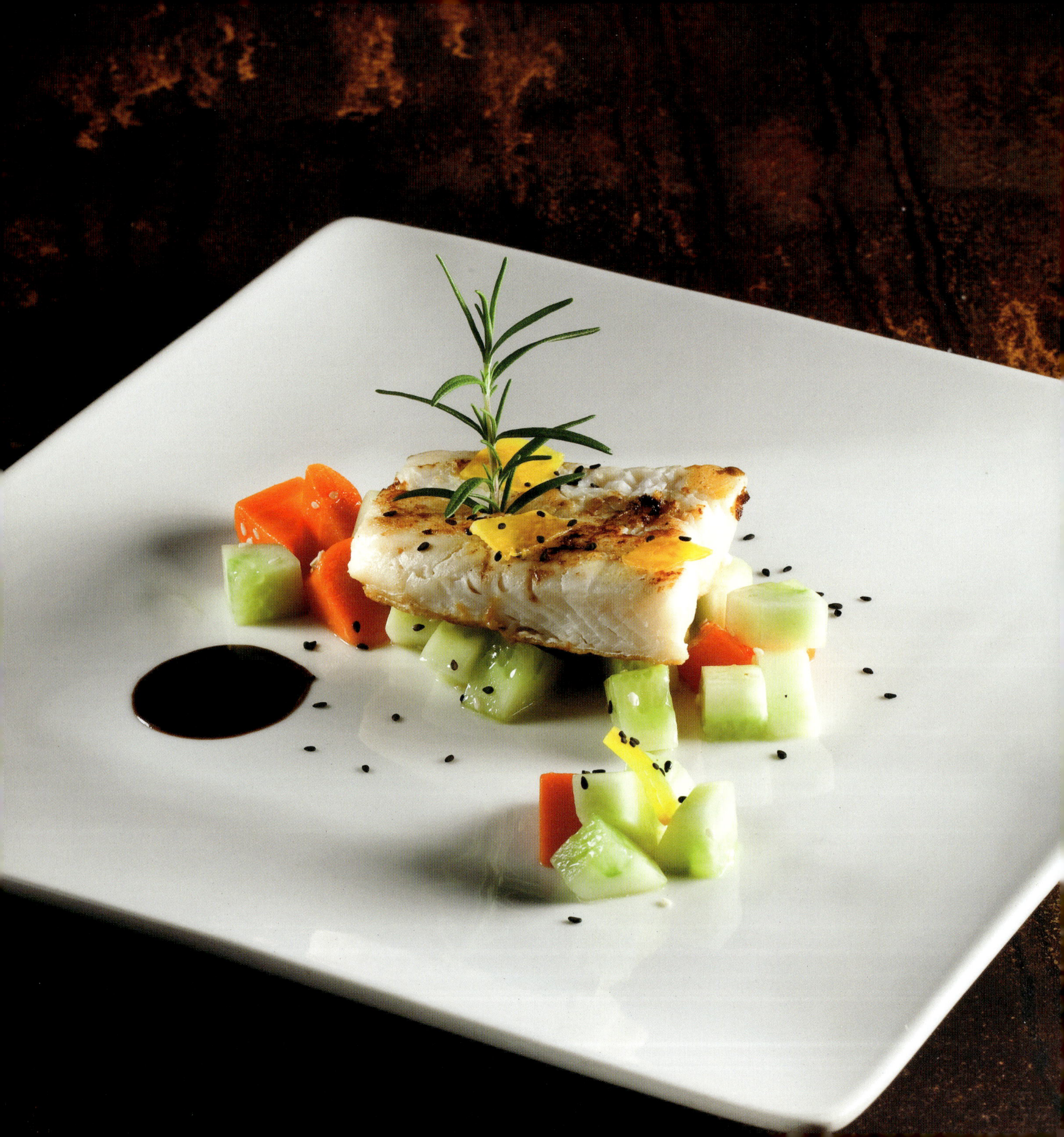

ZANDER AUF SALAT

MIT SESAM UND KAROTTE

Japanischer Rettich (Daikon-Rettich) hat eine große Wurzel mit weißem Fleisch, das mild-pfeffrig schmeckt. Seine Enzyme wirken verdauungsfördernd.

ZUTATEN

20 g japanischer Rettich
¼ Gurke
½ Karotte

½ TL schwarze Sesamkörner
1 ½ TL Erdnussöl
220 g Zanderfilet

Marinade
1 TL japanische Sojasauce
1 ½ EL Sesamöl
¼ TL Wasabi
¼ TL Reisdressing

Die Zutaten für die Marinade miteinander verrühren und in den Kühlschrank stellen.

Den Rettich mit einem Küchenhobel in feine Streifen hobeln, die Gurke längs halbieren und entkernen, in Würfel schneiden, die Karotte ebenfalls in Würfel schneiden und nacheinander in ein Sieb legen, gut abspülen und abtropfen lassen. Anschließend ebenfalls bis zum Essen kühl stellen.

In einer Pfanne ohne Öl die Sesamkörner anrösten. Das Öl erhitzen und das Zanderfilet von beiden Seiten 1 Minute anbraten, aus der Pfanne heben und auf Küchenkrepp abkühlen lassen. Den Fisch auf einem Teller anrichten. Das gekühlte Gemüse neben das Zanderfilet setzen und mit Marinade beträufeln, mit den gerösteten Sesamkörnern bestreuen.

Natürlich kann auch ein anderer Fisch verwendet werden.

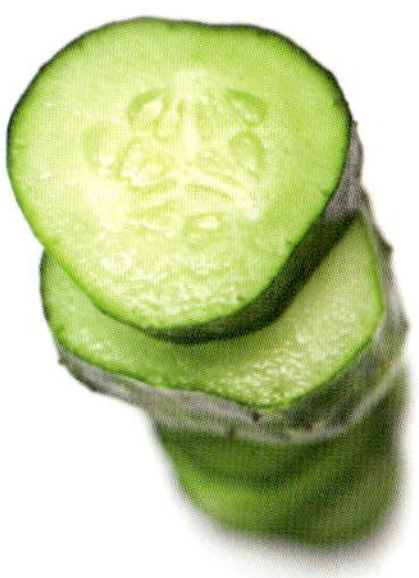

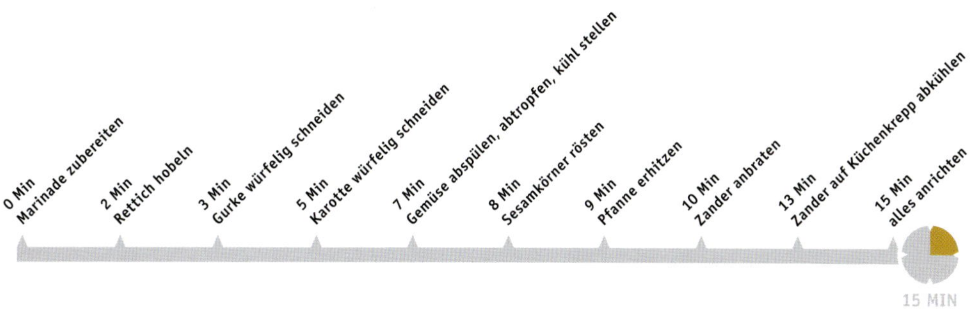

HÜHNCHEN IM PARMAMANTEL
MIT ZUCKERSCHOTEN

ZUTATEN

1 Hühnerbrustfilet
Salz, Pfeffer
1 Salbeiblatt
2 Scheiben Parmaschinken
1 Frühlingszwiebel
20 g Zuckerschoten
15 ml weißer Portwein
25 ml Gemüsefond
75 g Erbsen

etwas Zitronensaft
1 EL Soja-Obers
etwas Olivenöl

Das Hühnerfilet waschen, trocken tupfen und mit Salz und Pfeffer würzen, dann mit dem Salbeiblatt belegen und mit Parmaschinken umwickeln, das Ganze mittels Zahnstochern oder Küchengarn fixieren. Das Fleisch in einer beschichteten Pfanne von jeder Seite ca. 5 Minuten gut anbraten, danach in Alufolie wickeln und bei 140 °C im Backofen nachgaren lassen. Inzwischen in der Pfanne die klein geschnittene Frühlingszwiebel und die Zuckerschoten anschwitzen, mit dem Portwein und dem Gemüsefond ablöschen und etwas einreduzieren lassen. Danach die Erbsen zugeben, mit Salz, Pfeffer und dem Zitronensaft würzen, das Soja-Obers angießen und dünsten lassen, bis die Erbsen bissfest sind. Das Hühnerfilet aus dem Backofen nehmen, schräg aufschneiden und auf dem Gemüse anrichten.

Tipp: Das Fleisch kann auch gegrillt werden.

BARSCHFILET
NACH ASIATISCHER ART

ZUTATEN

100 g Salat
10 ml Balsamico-Essig
1 TL Senf
40 ml Olivenöl
Salz, Pfeffer
Zucker

1 Barschfilet (à 140 g)
1 TL Tandoori
10 g Sonnenblumenkerne

10 g Kürbiskerne
10 g Sesamkörner
10 g schwarze Sesamkörner

5 Kirschtomaten
30 g Chili-Frischkäse

Den Salat waschen und gut abtropfen lassen. Für das Dressing den Balsamico, den Senf und das Olivenöl gut miteinander verrühren. Zum Schluss das Ganze mit Salz, Pfeffer und Zucker abschmecken.

Die Barschfilets mit Tandoori würzen und anbraten.

Dann die Sonnenblumenkerne, die Kürbiskerne und die Sesamkörner zugeben und alles zusammen bei ca. 180 °C für 7 Minuten rösten.

Von den Kirschtomaten „Deckel" abschneiden, das Fruchtfleisch herausnehmen und Tomaten mit dem Chili-Frischkäse füllen.

Alles zusammen dekorativ auf einem Teller anrichten.

CALAMARI GEBRATEN

ZUTATEN

5 kleine Calamari
3 EL Olivenöl
1 Zwiebel
2 Knoblauchzehen
2 TL Kümmel, gemahlen
1 Prise Salz
1 Prise Pfeffer

Calamari säubern und in 3 cm große Stücke schneiden. In heißem Öl 8 Minuten bei mittlerer Hitze braten. Zwiebel und Knoblauch schälen und klein schneiden, zu den Calamari in die Pfanne geben, Kümmelpulver hinzugeben und kurz umrühren.

Nach und nach ein wenig Wasser nachgießen, so dass ein Fond entsteht. Den Fond reduzieren lassen und zum Schluss mit Salz und Pfeffer würzen.

Tipp: Wer möchte, kann beim Anbraten frische Kräuter wie z. B. Rosmarin verwenden.

HÜFTSTEAK MARINIERT

ZUTATEN

1 Rinderhüftsteak (à ca. 180 g)
1 Zwiebel
Olivenöl, Salz und Pfeffer

Marinade
1 EL Olivenöl
1 kleine rote Chilischote
1 Prise Salz, Pfeffer
Knoblauchzehe, zerdrückt
Saft einer halben Zitrone

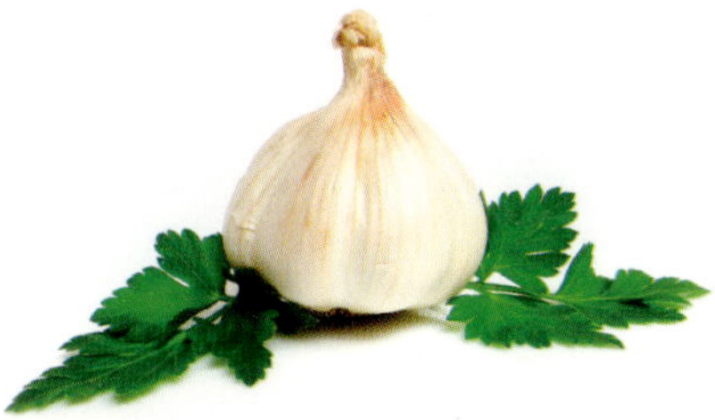

Olivenöl, klein gehackte Chilischote, Salz, Pfeffer, Knoblauchzehe und den Saft einer halben Zitrone verrühren. Die Steaks in diese Marinade so einlegen, dass das Fleisch mit einem leichten Ölfilm bedeckt ist, und ca. 2 Stunden leicht gekühlt ziehen lassen.

Das Fleisch vor dem Grillen gut abtupfen und von beiden Seiten ca. 8 Minuten medium grillen.

Zwiebel in Ringe schneiden, in heißem Olivenöl unter Zugabe von Salz und Pfeffer anbraten und mit dem Steak anrichten.

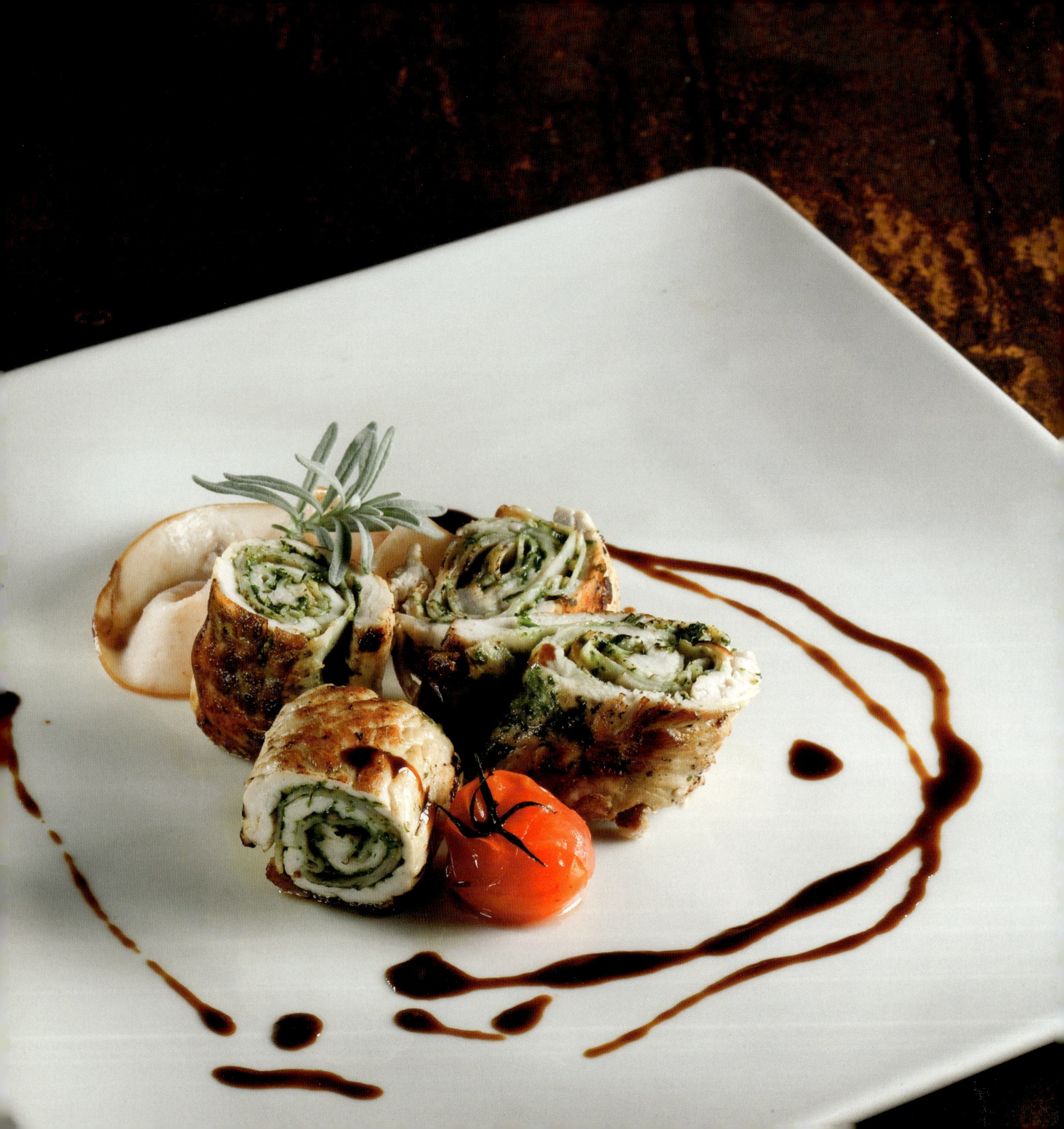

ROULADE VON DER PUTE

MIT BÄRLAUCH-SCHINKEN-PESTO

Bärlauch ist leider nur für eine kurze Zeit erhältlich, deshalb sollte man gleich größere Mengen Pesto daraus zubereiten, um so einen länger haltbaren Vorrat zu haben.

ZUTATEN
FÜR 2 PORTIONEN

200 g Putenbrust
1 EL Bärlauchpesto*
1 Scheibe gekochter Schinken
1 kleine Schalotte
1 EL Öl
ca. 300 ml Gemüsesuppe
Salz, Pfeffer

* Bärlauchpesto (Vorrat)
250 g Bärlauchblätter
100 g Pinienkerne
60 g Parmesan
ca. 200 ml Olivenöl
Salz und Pfeffer

Putenbrust gut plattieren und großzügig mit dem Bärlauchpesto* (oder auch mit normalem Pesto) bestreichen. Darauf eine Scheibe Schinken legen. Die Schalotte schälen und fein würfeln und etwa die Hälfte auf der Roulade verteilen. Alles gut aufrollen und mit Zahnstochern fixieren. Die Roulade von allen Seiten im heißen Öl gut bräunen und die restliche Schalotte im Fett andünsten. Mit etwas Gemüsesuppe ablöschen und ca. 7 Minuten schmoren lassen. Dabei von Zeit zu Zeit die Flüssigkeit kontrollieren und eventuell Gemüsesuppe nachgießen. Zum Schluss mit Salz und Pfeffer abschmecken, die Roulade in Stücke schneiden und auf einem Teller anrichten.

* Für das Pesto die Bärlauchblätter putzen, waschen und trocken schütteln, in feine Streifen schneiden. Pinienkerne ohne Fett leicht rösten, grob hacken und mit dem Bärlauch in einen Mörser geben, gut zerstoßen. Parmesan zugeben, Olivenöl unterrühren, bis das Pesto die gewünschte Konsistenz hat, dann salzen und pfeffern und in sterilisierte Marmeladegläser abfüllen (ist im Kühlschrank einige Wochen haltbar).

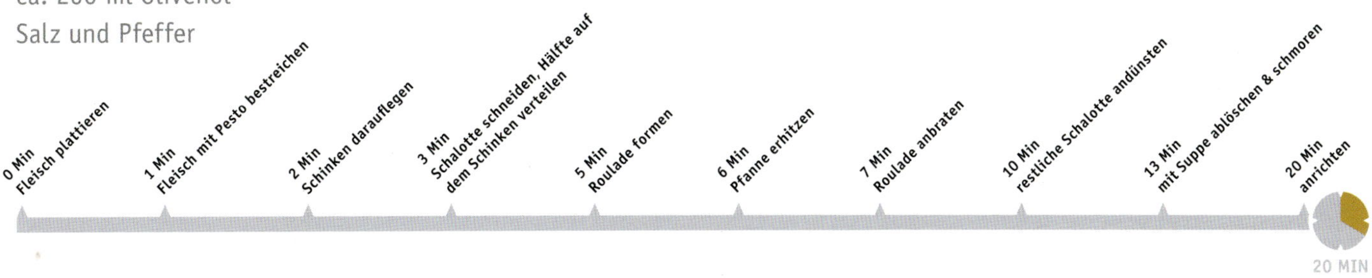

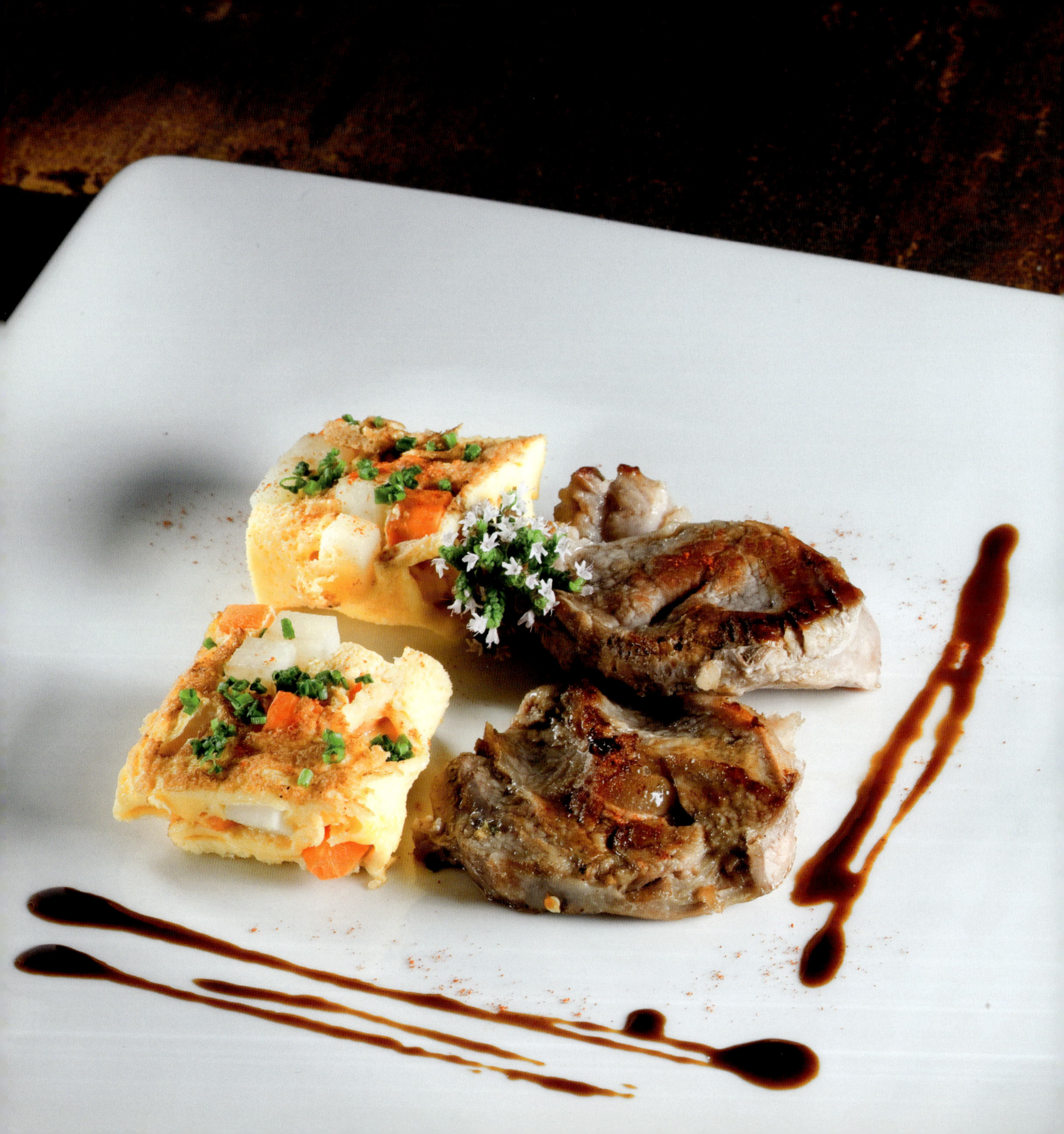

FEURIGES VOM SCHWEIN

MIT EDLEM GEMÜSEOMELETT

Ein scharfes Gericht mit exquisiter Beilage!

ZUTATEN

½ Kohlrabi
½ Karotte
Butter
Petersilie
1 Schweinekotelett
Salz, Pfeffer
1 Prise edelsüßes Paprikapulver
1 Prise Currypulver
Cayennepfeffer
1 Ei
Öl
Schnittlauch

Kohlrabi und Karotte in kleine Würfel schneiden und in Salzwasser bissfest kochen, mit Butter und Petersilie abschmecken.

Kotelett mit Salz, Pfeffer, Paprika- und Currypulver sowie reichlich Cayennepfeffer würzen und von beiden Seiten goldbraun braten.

Das verquirlte Ei in einer kleinen Pfanne in heißem Öl stocken lassen. Auf eine Hälfte das Gemüse geben und die andere Hälfte des gestockten Eis darüber zusammenklappen – fertig ist das Omelett.

Schnittlauch in Röllchen schneiden, über das Omelett streuen und mit dem Kotelett anrichten.

Tipp: Sie können das Gemüse auch ohne Ei servieren. Auch eine kleine Portion Blattsalat mit Kirschtomaten und Zitronendressing schmeckt gut dazu.

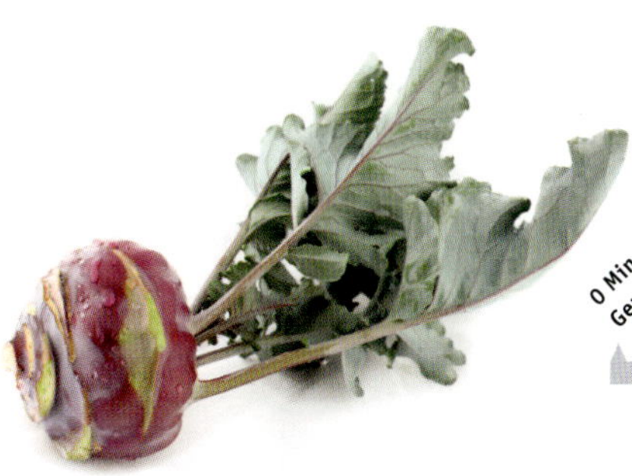

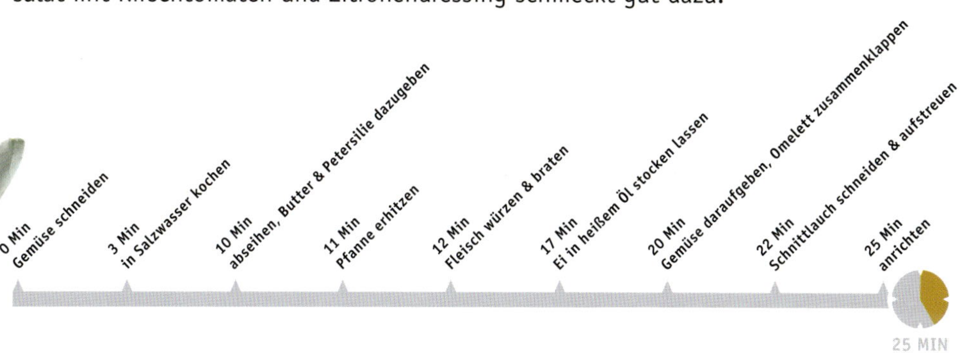

PARMASCHNITZEL
MIT RAHMSPINAT

ZUTATEN

180 g Schweineschnitzel
Salz, Pfeffer
250 g Spinat
½ Schalotte, ½ Knoblauchzehe
50 ml Obers, 1 Ei
1 EL Parmesan frisch gerieben
1 EL Wasser
Öl zum Braten
Mehl
5 Pinienkerne

Fleisch mit Salz und Pfeffer einreiben. Spinat in genügend kochendem Wasser zusammenfallen lassen, abseihen und im Sieb ausdampfen lassen. Schalotte und Knoblauch würfeln, mit Salz mischen, im Obers 5 Minuten kochen.

Ei, Parmesan und Wasser verquirlen. Öl in der Pfanne erhitzen. Schnitzel nacheinander in Mehl und Ei wenden, ins heiße Fett geben und pro Seite 5 Minuten braten.

Spinat ausdrücken, lockern und im Obers erhitzen. Schnitzel mit Spinat und Pinienkernen anrichten.

Tipp: Nach dem Wenden das Mehl gut vom Schnitzel abklopfen, damit so wenig wie möglich davon am Fleisch ist, es geht nur darum, dass die Ei-Parmesan-Mischung haften bleibt.

GEFÜLLTE CHAMPIGNONS
MIT LACHSJOGHURT

ZUTATEN

2 große Champignons
1 Ei, hart gekocht
Petersilie, Schnittlauch
Estragon, Dill
50 g Joghurt (10 % Fett)
4 EL Sauerrahm (10 % Fett)
Salz, Pfeffer aus der Mühle
etwas Zitronensaft
50 g Räucherlachs
75 g Käse

Pilze putzen, Stiele entfernen und fein würfeln. Das hart gekochte Ei schälen und das Eigelb entnehmen.

Die Kräuter hacken, das Joghurt zusammen mit der Hälfte des Sauerrahms verrühren und die Kräuter einrühren. Joghurtmasse salzen, pfeffern und Zitronensaft zugeben. Lachs würfeln und unter die Joghurtmasse heben.

Das Eiweiß würfeln und zusammen mit dem zerdrückten Eigelb und dem restlichen Sauerrahm verrühren, abschmecken und die gewürfelten Pilzstiele unterheben.

Die Pilzkappen mit der Ei-Sauerrahm-Masse befüllen, in eine gefettete Auflaufform setzen und mit geriebenem Käse bestreuen. Die Pilze ca. 20 Minuten bei 180 °C im Backofen braten lassen.

Vor dem Servieren mit dem Lachsjoghurt garnieren.

MARLIN TRIFFT PFLÜCKSALAT

ZUTATEN

200 g Marlinsteak
(oder Schwertfischsteak)
schwarzer Pfeffer
aus der Mühle
1 Prise Meersalz
1 EL Öl zum Braten

Salat
1 Hand voll Pflücksalat
1 getrocknete Dattel
1 TL Chilihonig
Saft einer Orange
4 EL weißer Balsamico-Essig
4 EL Rapsöl
Salz
3 Petersilienzweige

Pflücksalat waschen und trocknen, für die Vinaigrette die Dattel vom Kern befreien und sehr fein hacken. Den Chilihonig, den Orangensaft, den Balsamico-Essig, das Rapsöl, Salz und die fein gehackte Petersilie miteinander verrühren. Die fein gehackte Dattel dazugeben und mindestens 1 Stunde ziehen lassen.

Unmittelbar vor dem Anrichten den Pflücksalat mit der Vinaigrette vermischen.

Die Fischsteaks mit Pfeffer aus der Mühle und ganz wenig Meersalz würzen und in einer Grillpfanne in heißem Öl von jeder Seite ca. 1–2 Minuten scharf anbraten. Aus der Pfanne nehmen und mit dem Salat anrichten.

RUMPSTEAK
MIT ZWEIERLEI SPARGEL

ZUTATEN

125 g grüner Spargel
125 g weißer Spargel
¼ Bund Frühlingszwiebeln
2 Stk. getrocknete Tomaten
2 EL Öl
Salz, Pfeffer
1 Rumpsteak (ca. 180 g)

Schnittlauchsauce
¼ Bund Schnittlauch
2 EL Olivenöl
½ EL Weißweinessig

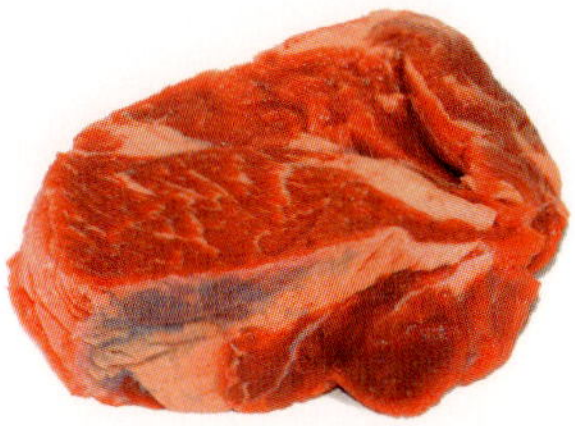

Den Backofen auf 240 °C vorheizen. Für die Sauce Schnittlauch in Röllchen schneiden, mit 2 EL Öl und Essig verrühren.

Spargel waschen, schälen, Enden abschneiden. Frühlingszwiebeln putzen, waschen, jeweils längs und quer halbieren, Tomaten klein würfeln. 1 EL Öl auf das heiße Backblech geben, Spargel und Frühlingszwiebeln darauf verteilen, salzen und pfeffern. Im Backofen bei 220 °C 12–15 Minuten bissfest braten, dabei mehrmals wenden.

1 EL Öl in einer Pfanne erhitzen. Rumpsteak darin bei starker Hitze von jeder Seite 4 Minuten braten, salzen und pfeffern, danach in Alufolie wickeln und ruhen lassen.

Spargel, Frühlingszwiebeln und Tomaten auf einem Teller verteilen, das Steak dazu anrichten und beides mit Schnittlauchsauce beträufeln.

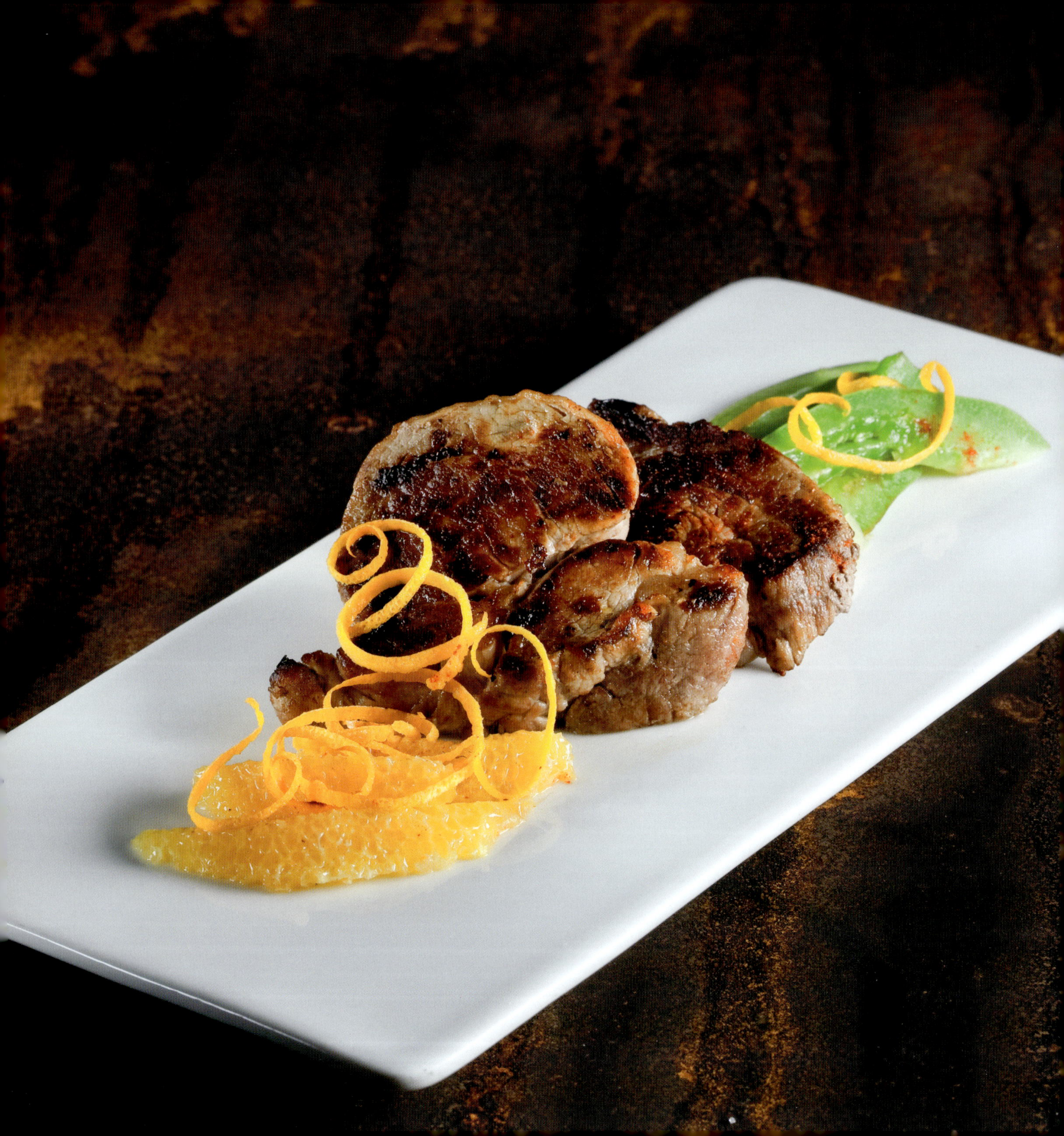

SCHWEINEFILET VOM GRILL

MIT ORANGENSAUCE UND PAPRIKA

Das ist ein wunderbares Gericht für einen Schlemmertag! Die Orangenmarmelade verleiht ihm einen exotischen Touch.

ZUTATEN

180 g Schweinefilet
Salz, Pfeffer

Marinade
3 EL Orangenmarmelade
1 EL Weißweinessig
Tabasco
½ Orange, unbehandelt
150 ml Orangensaft
1 EL Speisestärke

1 Zwiebel
etwas Olivenöl
1 grüne Paprikaschote

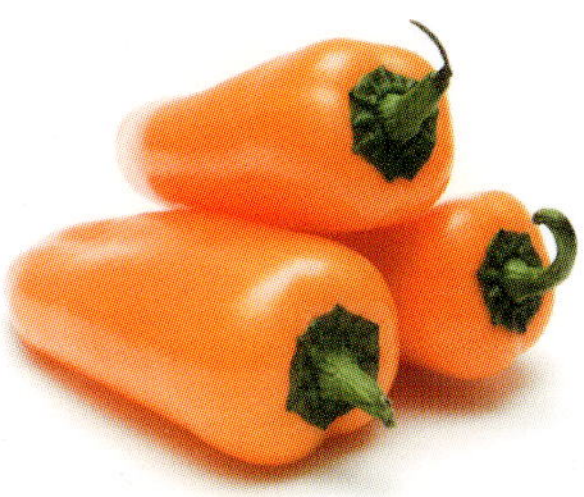

Grill vorheizen, währenddessen eine Auflaufform mit Alufolie auslegen, das Schweinefilet einlegen und mit Salz und Pfeffer würzen. Für die Marinade Marmelade mit Essig, Tabasco, abgeriebener Orangenschale und 100 ml Orangensaft unter ständigem Umrühren erwärmen, bis die Marmelade geschmolzen ist, über das Fleisch gießen, mit der Folie zu einem Päckchen verpacken und 7 Minuten grillen. In der Zwischenzeit die fein geschnittene Zwiebel im heißen Öl andünsten und die geviertelte, von Kernen und weißen Adern befreite Paprikaschote dazugeben.

Fleisch aus der Folie nehmen (Marinade in einen Topf geben), auf den Grillrost legen und das Fleisch weitere 4 Minuten grillen. Speisestärke mit restlichem Orangensaft anrühren und die Marinade damit eindicken. Das Fleisch in Scheiben schneiden, mit der Paprikaschote anrichten und mit der Sauce übergießen.

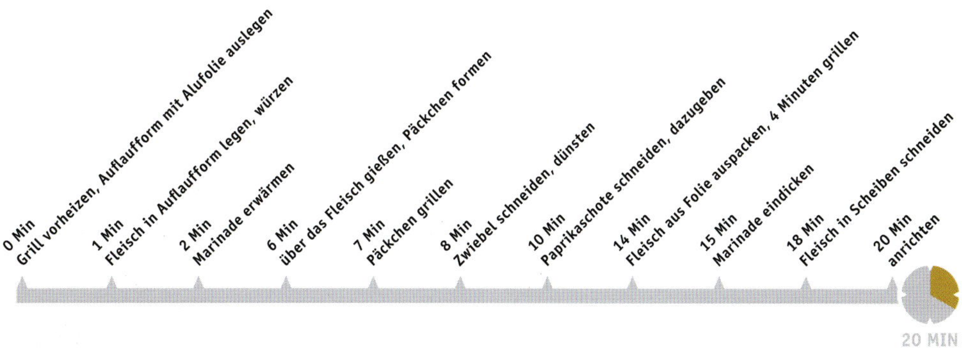

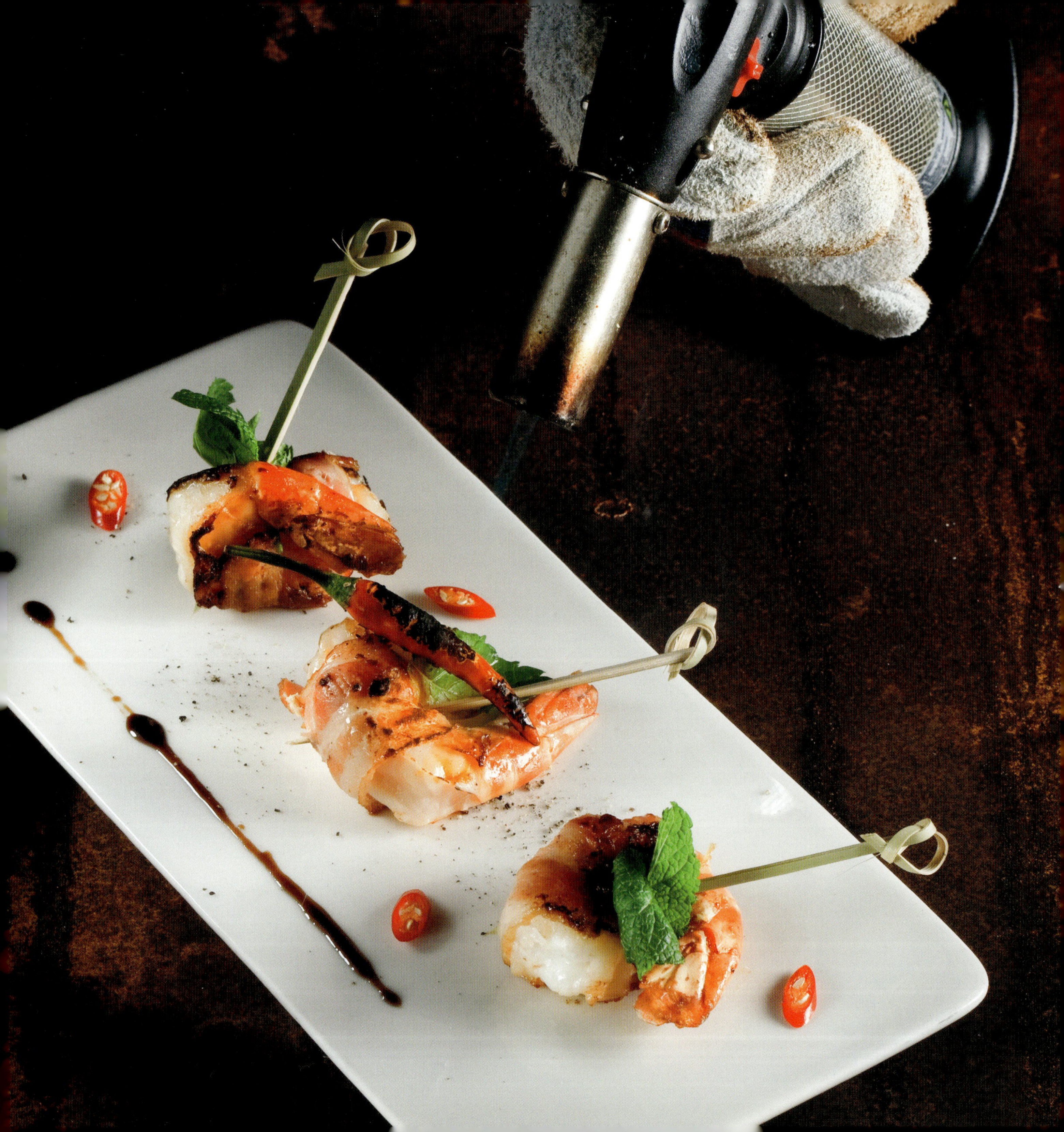

GARNELENSPIESS
MIT FRÜHSTÜCKSSPECK

Cleveres Fingerfood für eine Abspeckparty nach der Haiges-Methode!

ZUTATEN

6 Riesengarnelen
3 Basilikumblätter
3 Scheiben Frühstücksspeck

3 Holzspieße
Alufolie

Holzspieße 1 Stunde in kaltes Wasser legen. Die Garnelen schälen und den Darmfaden entfernen, Garnelen waschen und mit Küchenpapier trocken tupfen.

Jede Garnele mit einem Basilikumblatt belegen und mit einer Scheibe Speck umwickeln, die Garnelen auf die Spieße schieben und etwa 6 Minuten grillen.

Tipp: Unter die Holzspieße Alufolie legen, damit die Stiele nicht verbrennen.

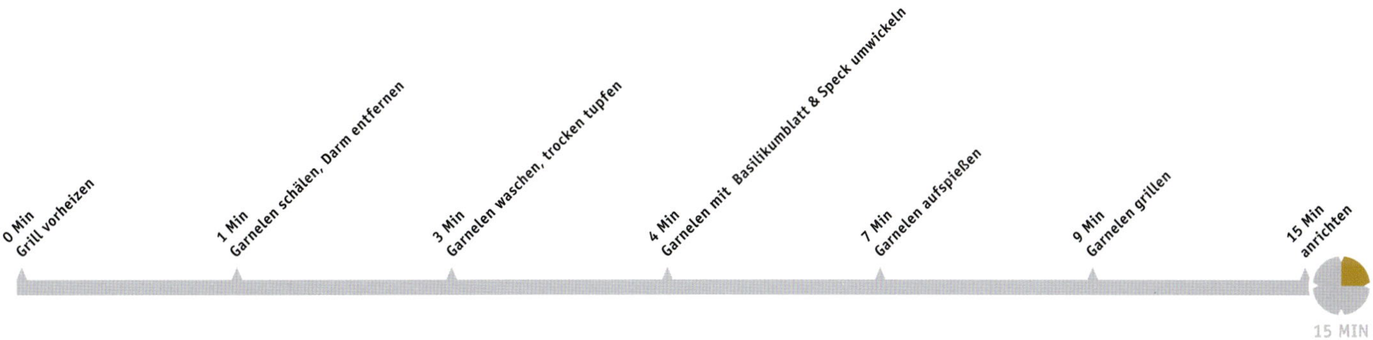

HÜHNCHEN IM SCHINKENMANTEL

ZUTATEN

1 Hühnerbrustfilet (ca. 180 g)
Salz, Pfeffer
1 Scheibe Käse (Gouda)
1 Scheibe Puten-Räucherschinken
50 ml Hühnersuppe
1 EL Crème fraîche

Das Hühnerbrustfilet abtupfen und eine Tasche hineinschneiden. Nur innen mit Salz und Pfeffer würzen, den Gouda in die Tasche füllen. Den geräucherten Putenschinken um das Filet wickeln und mit einem Zahnstocher feststecken.

Das Filet von jeder Seite knusprig anbraten, Deckel auf die Pfanne geben und bei geringer Temperatur ca. 10 Minuten schmoren lassen. Danach das Fleisch aus der Pfanne nehmen, beiseitestellen, Temperatur höher stellen und den Bratensatz mit der Hühnersuppe loskochen, Crème fraîche dazugeben und abschmecken.

Tipp: Am besten schmeckt dieses Gericht mit Blattsalat.

PUTENROULADE
AUF FRÜHLINGSZWIEBEL MIT SPARGEL

ZUTATEN

100 g Putenschnitzel
1 EL grobkörniger Senf
Meersalz, Pfeffer
1 Frühlingszwiebel
(nur das Weiße)
Rapsöl zum Braten
1 sehr dünne Scheibe
Kochschinken
½ Scheibe Käse
¼ Glas trockener Weißwein
etwas Butter
125 g weißer Spargel
65 g grüner Spargel
Gemüsesuppe
¼ TL roter Pfeffer

Das Schnitzel dünn klopfen. Mit Senf bestreichen, salzen und pfeffern. Frühlingszwiebel fein schneiden, in etwas Öl bei mittlerer Hitze ca. 5 Minuten schmoren. Schinken, Käsescheibe und gebratene Frühlingszwiebel auf das Schnitzel legen, das Fleisch zusammenrollen, mit Holzspießen oder Küchengarn fixieren, salzen und pfeffern. Rapsöl erhitzen, Roulade rundum ca. 10 Minuten anbraten, danach in Alufolie wickeln. Den Bratensatz mit Wein ablöschen, etwas einkochen lassen und mit Butter, Meersalz und Pfeffer abschmecken. Spargel sorgfältig schälen (grünen Spargel nur am unteren Drittel schälen) und holzige Enden entfernen. Spargelstangen schräg in ca. 2 cm große Stücke schneiden. Rapsöl erhitzen und die Spargelstücke bei mittlerer Hitze ca. 5 Minuten anbraten. Etwas Gemüsesuppe hinzufügen und unter Rühren weitere 8–10 Minuten garen, mit Meersalz und Pfeffer würzen und mit etwas Butter verfeinern.

HÜHNCHEN IM GEMÜSETOPF

ZUTATEN

100 g Hühnerbrust
500 ml Gemüsesuppe
150 g Karotten
100 g Zucchini und Brokkoli
Salz, Pfeffer
Muskatnuss
Petersilie
Schnittlauch
Rosmarin

Fleisch waschen, trocknen und in kleine Würfel schneiden.

Gemüsesuppe erhitzen, Fleisch hineingeben, aufkochen und ca. 15 Minuten köcheln lassen.

In der Zwischenzeit das Gemüse waschen, putzen und klein schneiden. Dann in die Suppe geben und etwa 10 Minuten weitergaren, bis das Gemüse bissfest ist.

Mit Gewürzen und frisch gehackten Kräutern abschmecken.

STEAK VOM SCHWEIN
MIT SAUERKRAUT

ZUTATEN

1 Schweinerückensteak (ca. 180 g)
1 TL Olivenöl
1 mittelgroße Zwiebel
250 g Sauerkraut
Rosmarin
Thymian

Schweinesteak in einer beschichteten Pfanne in heißem Olivenöl auf beiden Seiten braten.

Klein gewürfelte Zwiebel in einer separaten Pfanne glasig andünsten. Gedünstete Zwiebeln und Sauerkraut mit den fein gehackten Kräutern zu den Schweinesteaks dazugeben und bei geschlossenem Deckel bei mittlerer Temperatur erhitzen.

Tipp: Anstatt Schweinerücken kann man auch Schweineschopf nehmen.

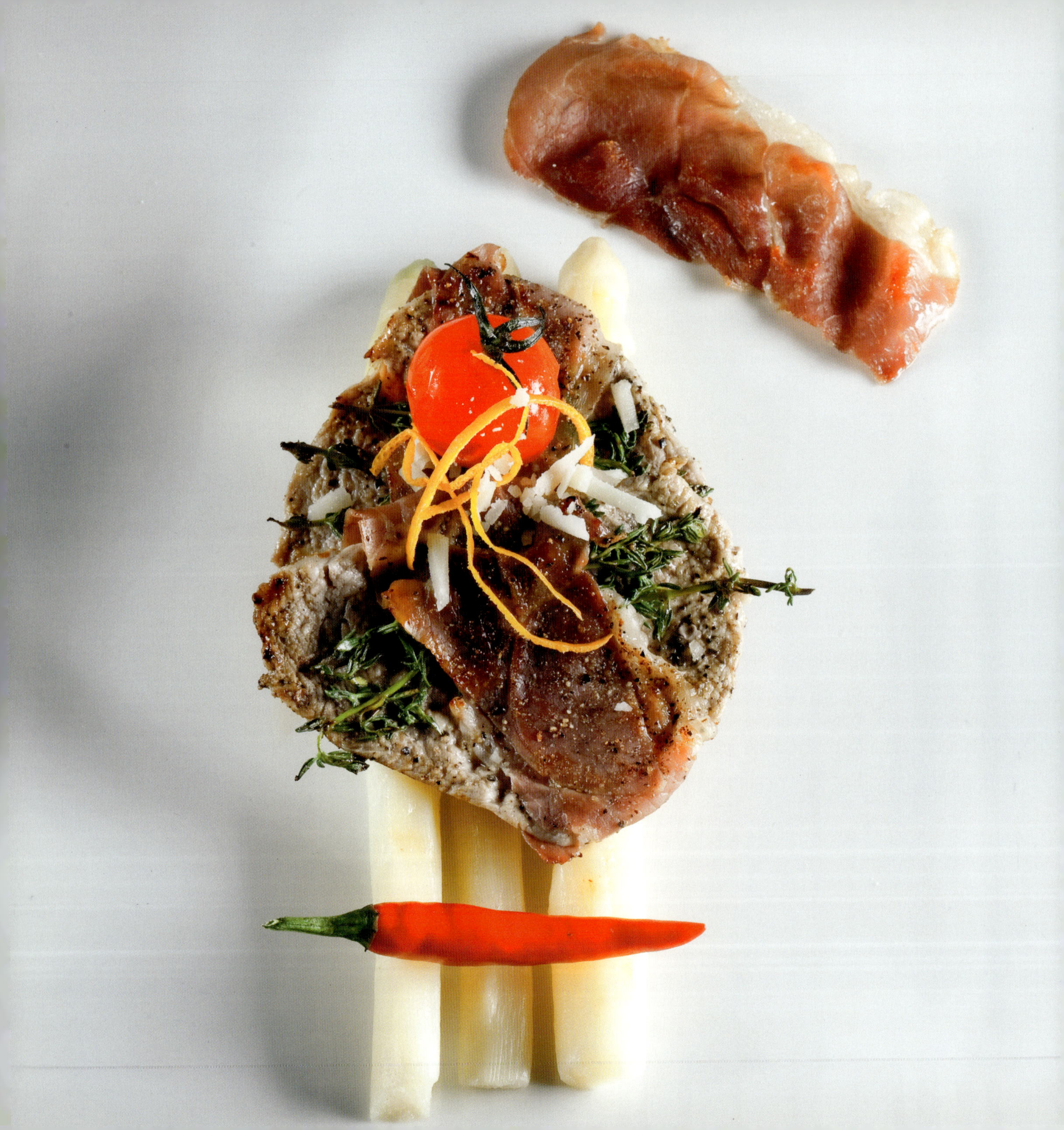

SALTIMBOCCA MAL ANDERS

AUF WEISSEM SPARGEL

Spargel, das „königliche Gemüse“, schmeckt einfach köstlich, enthält viele Vitamine und Mineralstoffe und ist kalorienarm – der ideale, gesunde Schlankmacher!

ZUTATEN

150 g weißer Spargel
2 Kalbsschnitzel (à 80 g)
2 Scheiben roher Schinken
2 Zweige Rosmarin
Öl zum Braten

Marinade

½ Schalotte
Schale und Saft einer Orange
½ EL weißer Balsamico-Essig
½ TL Senf
Salz, Pfeffer
2 EL Öl
je ¼ Bund Basilikum und Petersilie

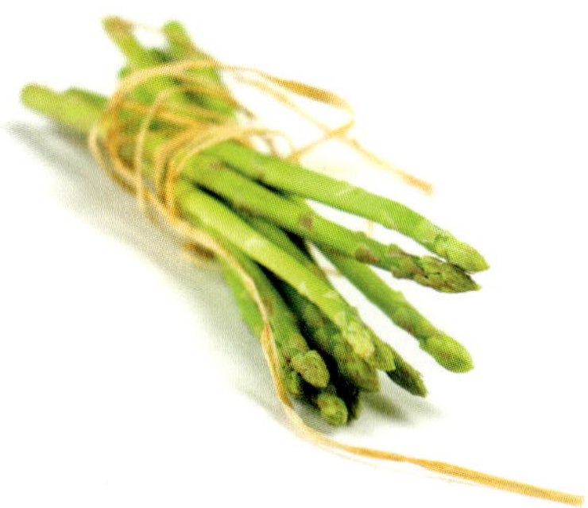

Spargel schälen, holzige Enden entfernen, Spargelstangen in Salzwasser ca. 8 Minuten garen. Schalotte schälen und hacken. Die Hälfte der abgeriebenen Orangenschale und Orangensaft mit der Schalotte vermengen, mit Essig und Senf verrühren, mit Salz und Pfeffer abschmecken, Öl unterrühren. Kräuter klein schneiden und unterrühren.

Spargel abgießen, abtropfen lassen, in eine Schüssel geben und die Marinade darüberträufeln, vorsichtig vermengen.

Die Kalbsschnitzel mit Pfeffer und restlicher Orangenschale würzen, mit Schinken und Rosmarin belegen, danach in 3 EL Öl rundum 3–4 Minuten braten und auf dem Spargel anrichten.

Anstatt Kalbfleisch kann auch Pute oder Schweinefleisch verwendet werden.

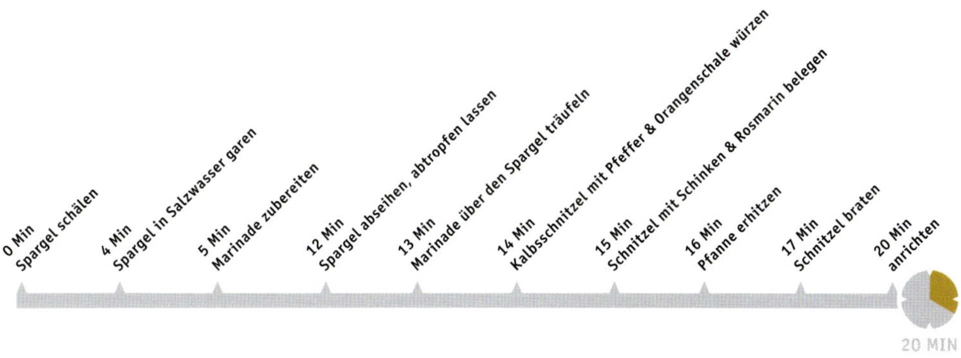

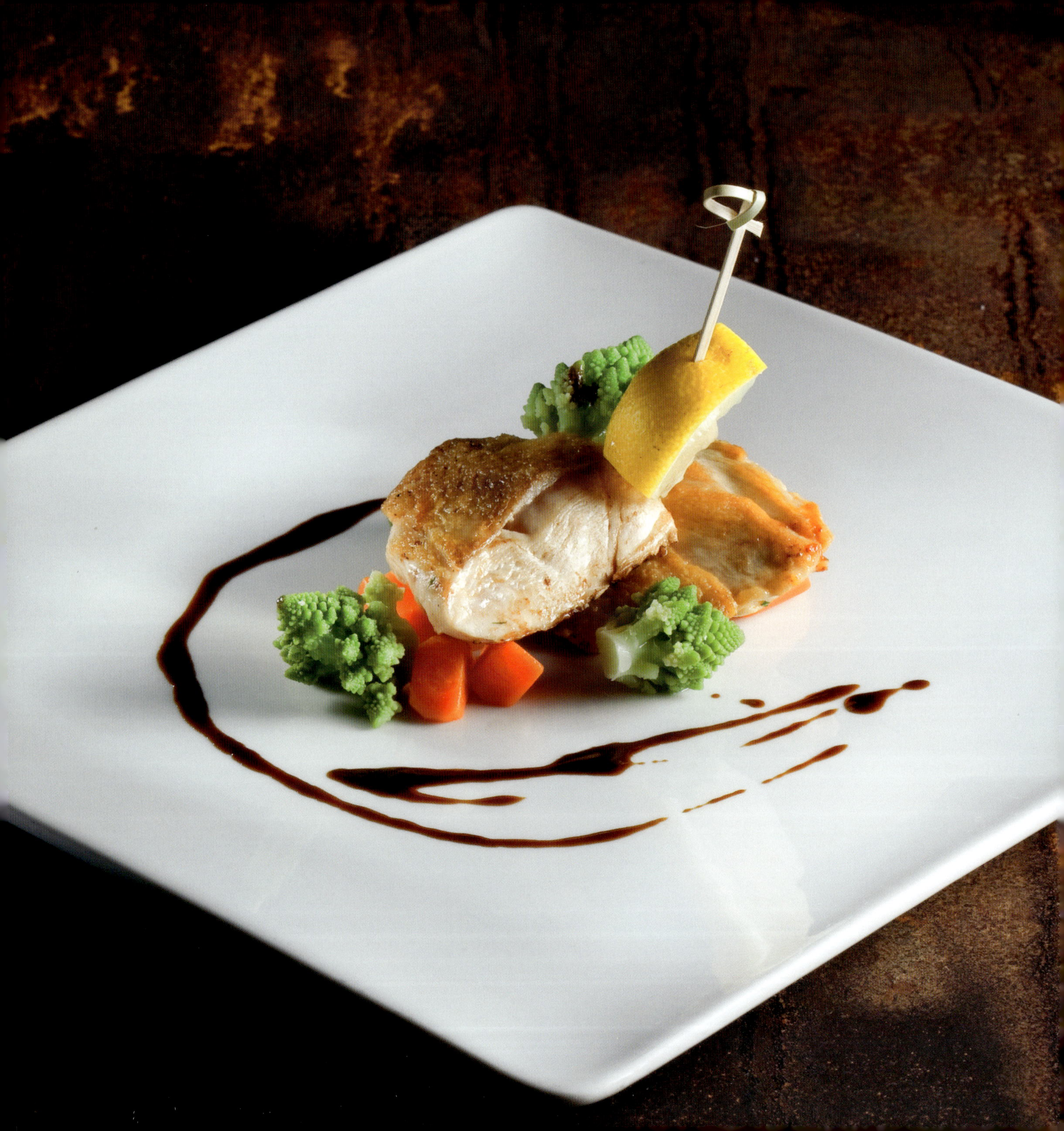

HÜHNERFILET MIT ZITRONE

AUF ROMANESCO

Romanesco, eine Zuchtform von Karfiol, ist nicht nur wunderschön anzusehen, sondern ist von seinen Inhaltsstoffen her auch noch gesünder als Karfiol!

ZUTATEN

1 Karotte
150 g Romanesco
Kräuter nach Belieben
1 Zitrone, unbehandelt
Salz, Pfeffer
½ Knoblauchzehe
150 g Hühnerfilet
½ TL Olivenöl
1 Zitronenspalte zum Garnieren

Ofen auf ca. 180 °C vorheizen. Karotte schälen und in Scheiben schneiden. Mit Romanescoröschen, den gehackten Kräutern und dem Saft der halben Zitrone vermischen, mit Salz und Pfeffer abschmecken. Knoblauch schälen, in feine Scheiben schneiden und ebenfalls zur Gemüsemischung geben.
2 Bahnen Alufolie kreuzförmig übereinander legen, erst das Gemüse in der Mitte platzieren, dann das Hühnerfilet darauflegen, mit Salz und Pfeffer bestreuen, die restliche halbe Zitrone in Scheiben schneiden und darauflegen, mit Olivenöl beträufeln.

Folie nun gut verschließen und das ganze Päckchen im Ofen ca. 45 Minuten garen.

Tipp: Ein absolutes Sommergericht, das man, wie am Foto zu sehen ist, auch anders zubereiten kann: Das Hühnerfilet auf allen Seiten rasch anbraten, im Backofen bei 180 °C ca. 30 Minuten fertig garen. Das Gemüse getrennt zubereiten.

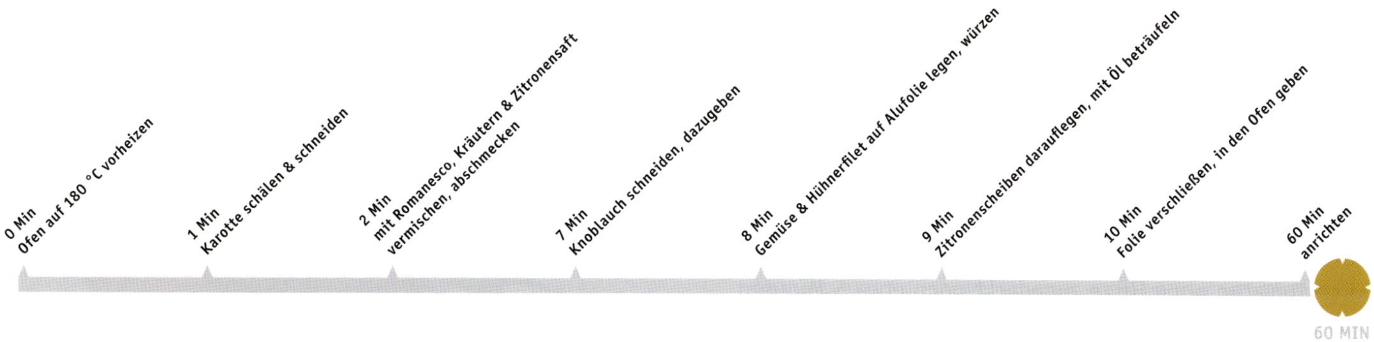

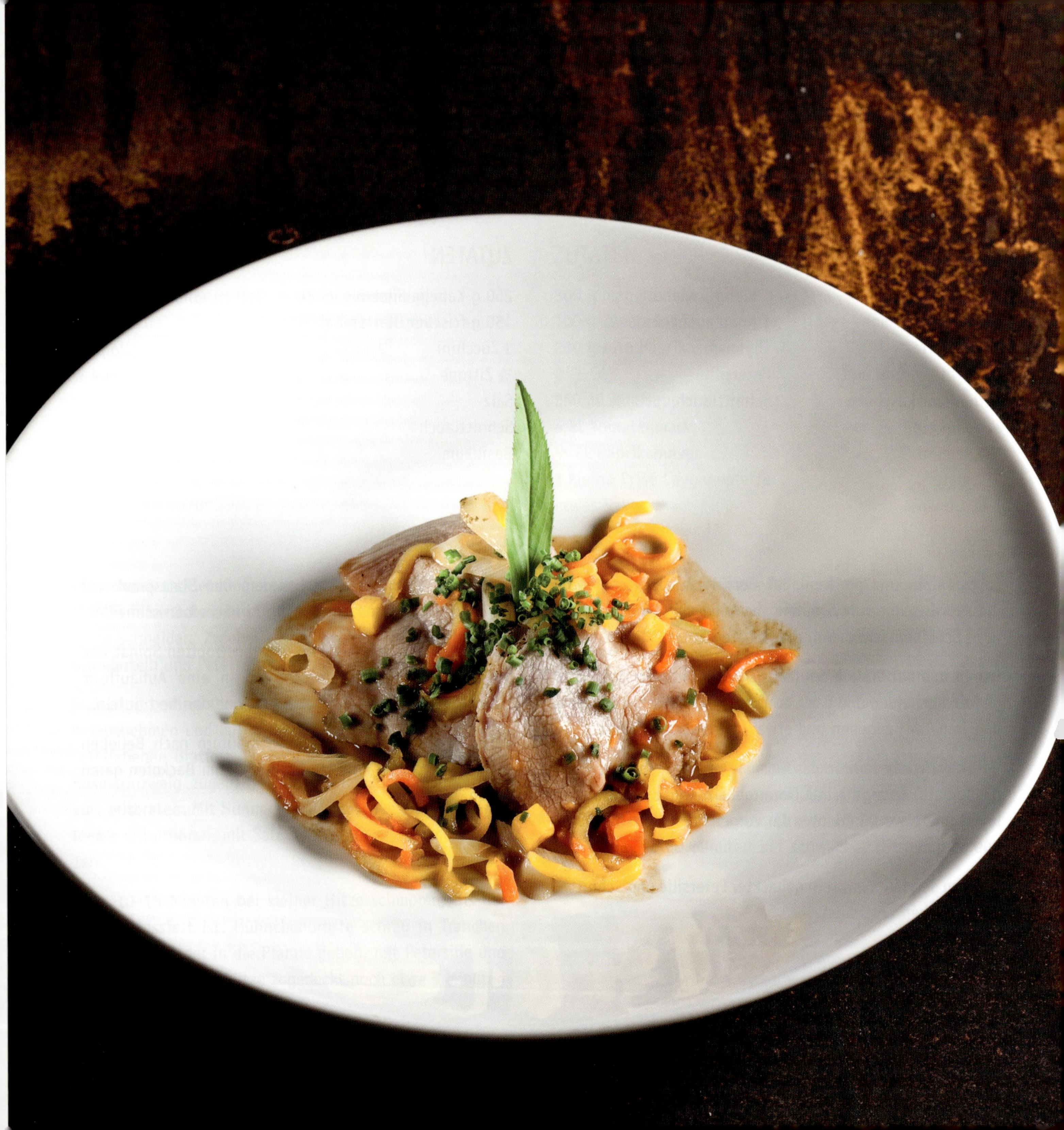

KALBSBRATEN
MIT GEMÜSE

Kalbsbraten kann man ruhig in größeren Mengen zubereiten, da man ihn einfrieren kann.

ZUTATEN
FÜR 2 PORTIONEN

500 g Kalbsbraten
Salz, weißer Pfeffer
Öl zum Anbraten
120 ml Rindsuppe
90 ml Weißwein
½ Bund Petersilie
1 Lorbeerblatt
½ Bund Thymian
2–3 Karotten
¼ Sellerieknolle
1 Lauchstange
2 Tomaten
1 EL Petersilie, gehackt

Fleisch salzen, pfeffern, rundum in heißem Öl anbraten, mit Suppe und Wein ablöschen. Petersilie, Lorbeerblatt und Thymian zusammenbinden, zum Fleisch geben und alles etwa 50 Minuten schmoren lassen.

Karotten und Sellerie waschen, schälen und in feine Streifen schneiden, ca. 20 Minuten vor Ende der Schmorzeit zum Kalbfleisch geben. Lauch in Ringe und Tomaten in Würfel schneiden, ca. 10 Minuten vor Ende der Garzeit zugeben.

Bratenfond durchsieben, mit Salz und Pfeffer abschmecken, das Gemüse wieder dazugeben und mit frisch gehackter Petersilie bestreuen, mit dem in Tranchen geschnittenen Fleisch auf Tellern anrichten.

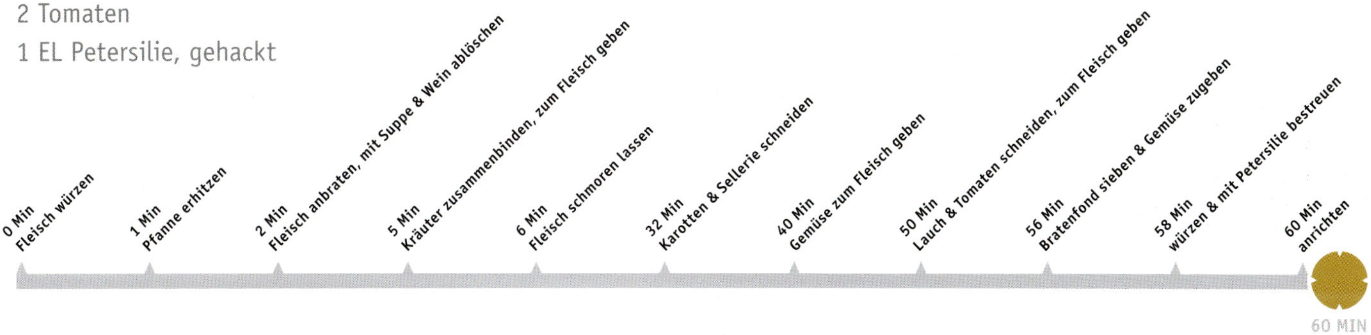

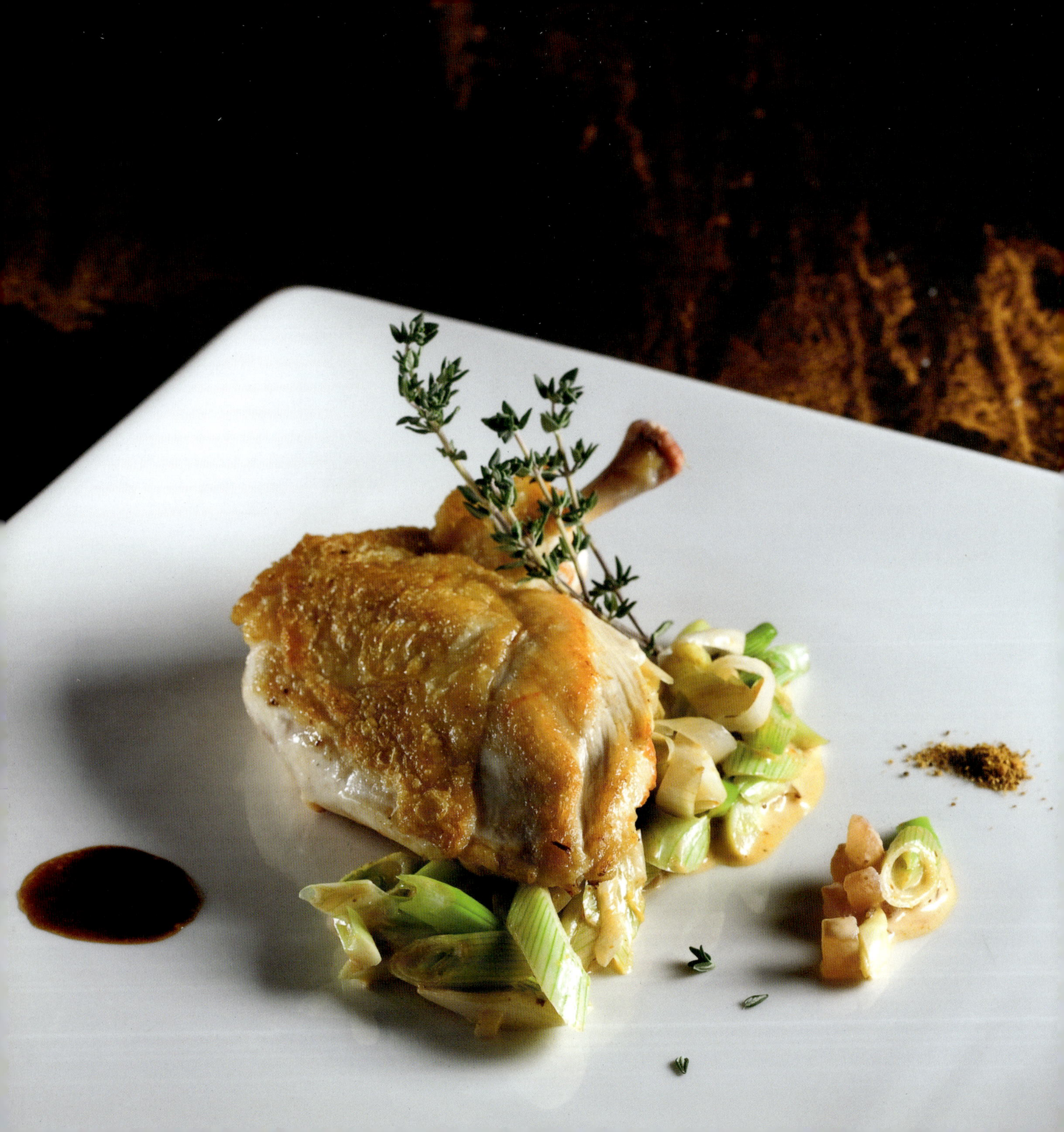

HÜHNCHEN AUF LAUCH

MIT KOKOSMILCHSAUCE

Ein außergewöhnliches Gericht, das durch die Vielfalt der Gewürze und vor allem wegen der Kokosmilch einen asiatischen Touch erhält.

ZUTATEN

1 Hühnchenbrust
Salz, Pfeffer
½ TL Currypulver
Olivenöl zum Braten
1 Stange Lauch
½ TL rote Currypaste
50 g Magertopfen
1 EL Obers
½ EL Kokosmilch
½ Stk. Sternanis
½ Messerspitze Zimt
100 g Käse

Hühnchenbrust waschen, schräg einschneiden, mit Salz, Pfeffer und Currypulver einreiben und in heißem Olivenöl kurz und scharf anbraten.

Lauch putzen, waschen und schräg in mundgerechte Stücke schneiden.

Aus Currypaste, Magertopfen, Obers, Kokosmilch, Salz und Pfeffer eine Sauce anrühren.

Lauch mit dem Sternanis und Zimt in etwas Olivenöl kurz anbraten, Sternanis danach entfernen.

Lauchgemüse in eine Auflaufform geben, die Sauce darübergießen, die Hühnchenbrust darauflegen, mit geriebenem Käse bestreuen und ca. 15 Minuten bei ca. 200 °C Oberhitze überbacken.

Tipp: Mit etwas frischem Koriander bekommt das Gericht einen ganz speziellen Geschmack.

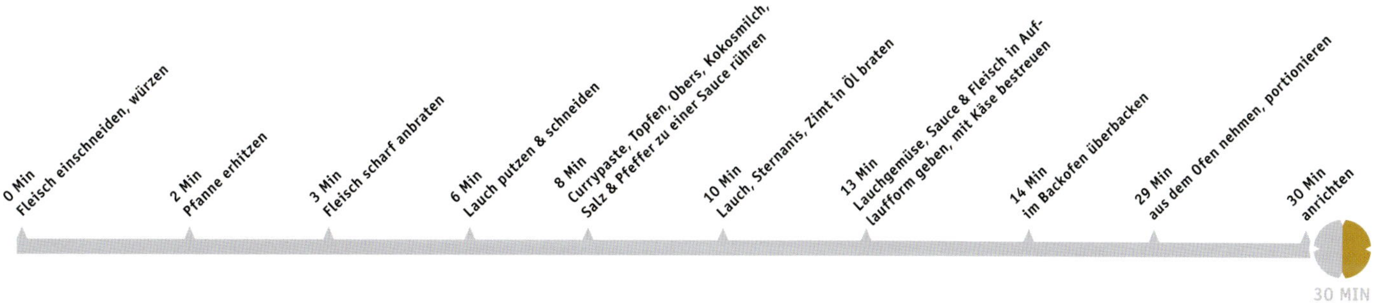

KALBSSCHNITZEL
AUF ZUCCHINISCHEIBEN UND VOGERLSALAT

ZUTATEN

1 Kalbsschnitzel (ca. 160 g)
Salz, Pfeffer
¼ Zucchini
Olivenöl
Balsamico-Essig
1 Portion Vogerlsalat
1 Tomate

Backpapier

Backofen auf 180 °C vorheizen. Kalbsschnitzel waschen, trocken tupfen, klopfen, salzen und pfeffern.

Zucchini in 0,5–1 cm dicke Scheiben schneiden und auf ein mit Backpapier ausgelegtes Backblech legen, mit einem Teil der Marinade (aus gut verrührtem Olivenöl, Balsamico-Essig, Salz und Pfeffer) bestreichen, für ca. 20 Minuten in den Backofen geben.

Vogerlsalat waschen und gut trocknen, Tomate waschen und vierteln.

In einer Pfanne Olivenöl erhitzen und das Kalbsschnitzel auf jeder Seite 3 Minuten scharf anbraten (je nach Dicke des Fleisches eventuell etwas länger oder kürzer). Kalbsschnitzel mit den gebratenen Zucchinischeiben, den Tomatenstücken und dem Vogerlsalat mit der restlichen Marinade auf Tellern anrichten und servieren.

STEAK VOM RIND
MIT ÜBERBACKENEM FENCHELGEMÜSE

ZUTATEN

1 Rindersteak (ca. 180 g)
Salz, Pfeffer
2 EL Olivenöl

1 kleine Fenchelknolle
Saft und Schale von ½ Zitrone
100 g geschälte Tomaten (aus der Dose)

¼ kleine Zwiebel
½ Knoblauchzehe
¼ Bund glatte Petersilie
1 EL Parmesan, frisch gerieben

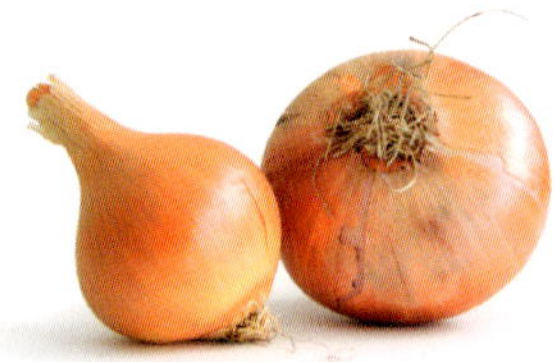

Rindersteak leicht salzen und pfeffern. Fenchelknolle längs halbieren, die äußeren Schalen und harten Stiele entfernen. 1 Liter gesalzenes Wasser mit dem Zitronensaft zum Kochen bringen, Fenchelhälften 20 Minuten darin garen, herausnehmen, abtropfen lassen und den Sud aufbewahren.

Backofen auf 200 °C vorheizen, eine feuerfeste Form mit Olivenöl bestreichen. Tomaten aus der Dose grob zerteilen und mit den Fenchelhälften in die Form geben, etwa 125 ml vom Fenchelsud darübergießen, salzen und pfeffern. Zwiebel und Knoblauch fein hacken, in heißem Olivenöl andünsten. Gehackte Petersilie und geriebenen Parmesan über dem Gemüse verteilen, für 20 Minuten im Ofen überbacken.

Pfanne mit Olivenöl erhitzen, das Steak von beiden Seiten scharf anbraten und bei milderer Hitze medium garen.

STEAK VOM RIND
MIT FISOLEN UND KAROTTEN

ZUTATEN

180 g Rindersteak (Beiried, Filet oder Hüfte)
Salz, Pfeffer
100 g frische Fisolen
100 g Karotten
Öl zum Braten

Das Steak waschen, trocken tupfen, salzen und pfeffern.

Die Fisolen putzen, waschen und in Salzwasser ca. 5 Minuten kochen. Die Karotten schälen und in Stifte schneiden.

In einer Pfanne etwas Öl erhitzen, die Fisolen und Karotten darin scharf anbraten und ca. 10 Minuten garen, salzen und pfeffern. Das Gemüse im Ofen warm stellen (bei ca. 65 °C).

Öl in der Pfanne erhitzen und das Rindersteak erst von der einen Seite scharf anbraten, wenden und von der zweiten Seite fertig garen, das fertige Steak mit dem Gemüse zusammen auf einem Teller anrichten und servieren.

Tipp: Die Garzeit richtet sich nach der Dicke des Fleisches: Ein Steak mit 200 g braucht ca. 4 Minuten je Seite, dann ist es medium gebraten.

RINDERFILET
MIT KÜRBIS UND GRILLTOMATE

ZUTATEN

200 g Rinderfilet
Öl zum Braten
¼ Hokkaido-Kürbis
Salz, Pfeffer
Petersilie und Schnittlauch
Olivenöl
1 Schalotte
1 Tomate

Backofen auf 180 °C vorheizen. Rinderfilet waschen, trocken tupfen.

Kürbis waschen, die Kerne und Fasern entfernen, in Spalten schneiden, auf ein Backblech legen, salzen und pfeffern. Die gehackten Kräuter und etwas Olivenöl darüber verteilen, ca. 35 Minuten im Ofen garen. Schalotte schälen und halbieren, Tomate halbieren, 15 Minuten im Ofen garen.

Rinderfilet in heißem Olivenöl von allen Seiten scharf anbraten, salzen und pfeffern, danach in eine feuerfeste Form geben, mit dem restlichen Bratenfett beträufeln und für 8 Minuten in den Ofen geben, danach kurz ruhen lassen.

Das gebratene Gemüse auf einem Teller anrichten, das Filet in Scheiben schneiden und ebenfalls auf den Teller geben.

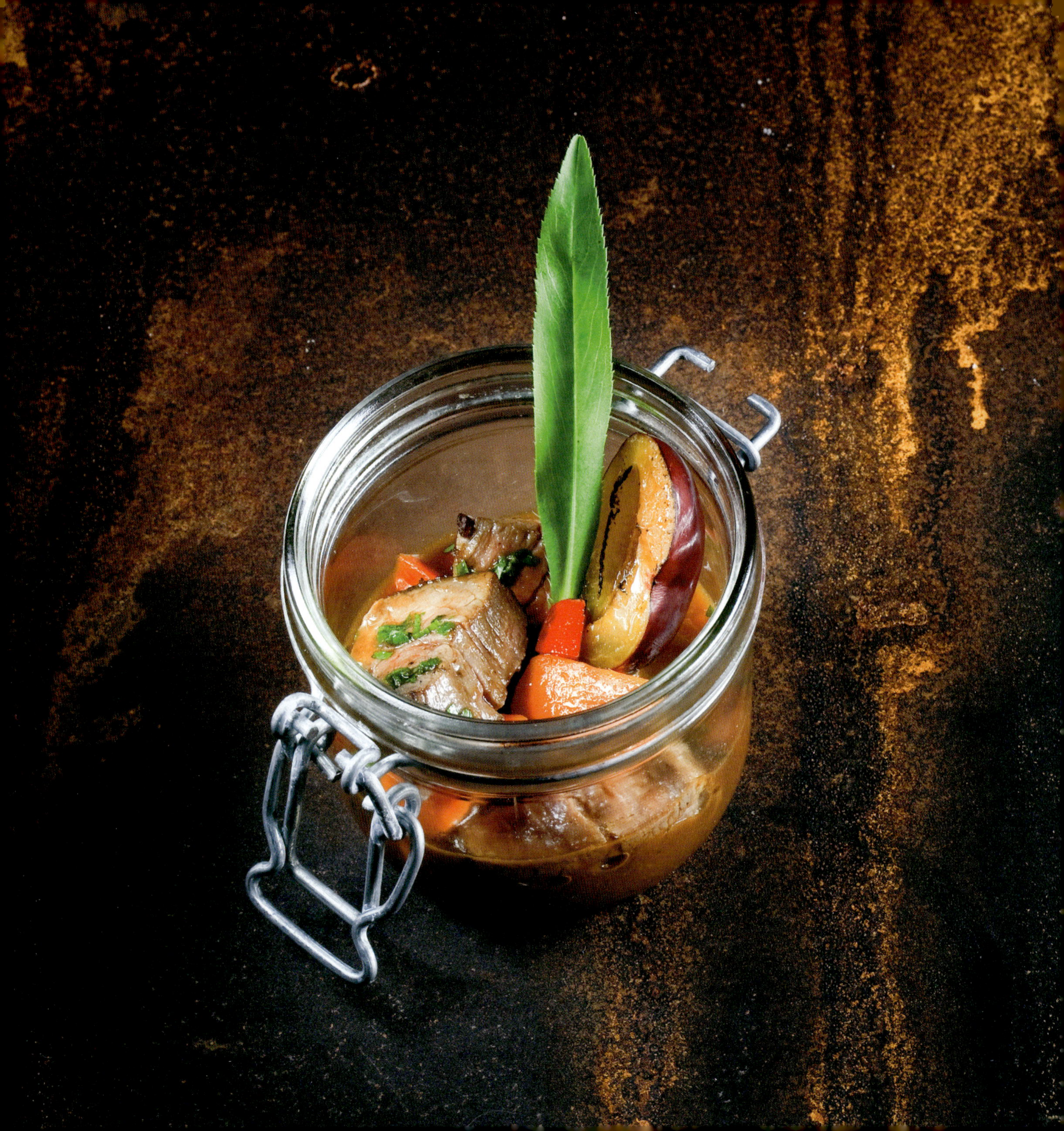

HALBGESCHMORTES VOM RIND

IN KRÄUTER-FLEISCHBRÜHE

Schmorgerichte sind einfach in der Zubereitung und trotzdem wahre Geschmackssensationen. Hier macht der Herd die ganze Arbeit!

ZUTATEN

160 g Rinderfilet
je 1 TL Petersilie, Basilikum, Kerbel und Pfefferminze
½ TL Estragon, fein gehackt
Olivenöl zum Braten
Salz, Pfeffer
1 Zwiebel
30 ml trockener Weißwein
70 ml Rindsuppe

Das Rinderfilet in ca. 2 cm breite Würfel schneiden. Die fein gehackten Kräuter gleichmäßig auf den Fleischwürfeln verteilen.

In einem Bräter etwas Olivenöl erhitzen, das Fleisch darin rundherum 3 Minuten kräftig anbraten, salzen und pfeffern.

Die Zwiebel schälen, klein schneiden und zum Fleisch geben, mit Weißwein und Rindsuppe aufgießen und auf dem Herd schmoren lassen, bis die Brühe sämig wird.

Tipp: Dieses Gericht gelingt auch mit Schweinefilet hervorragend.

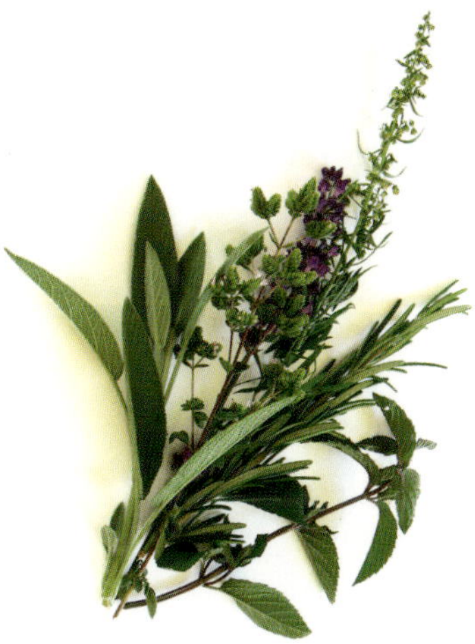

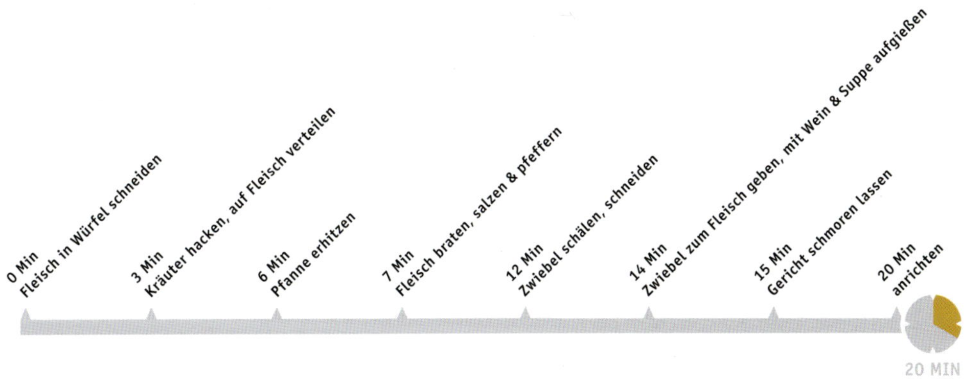

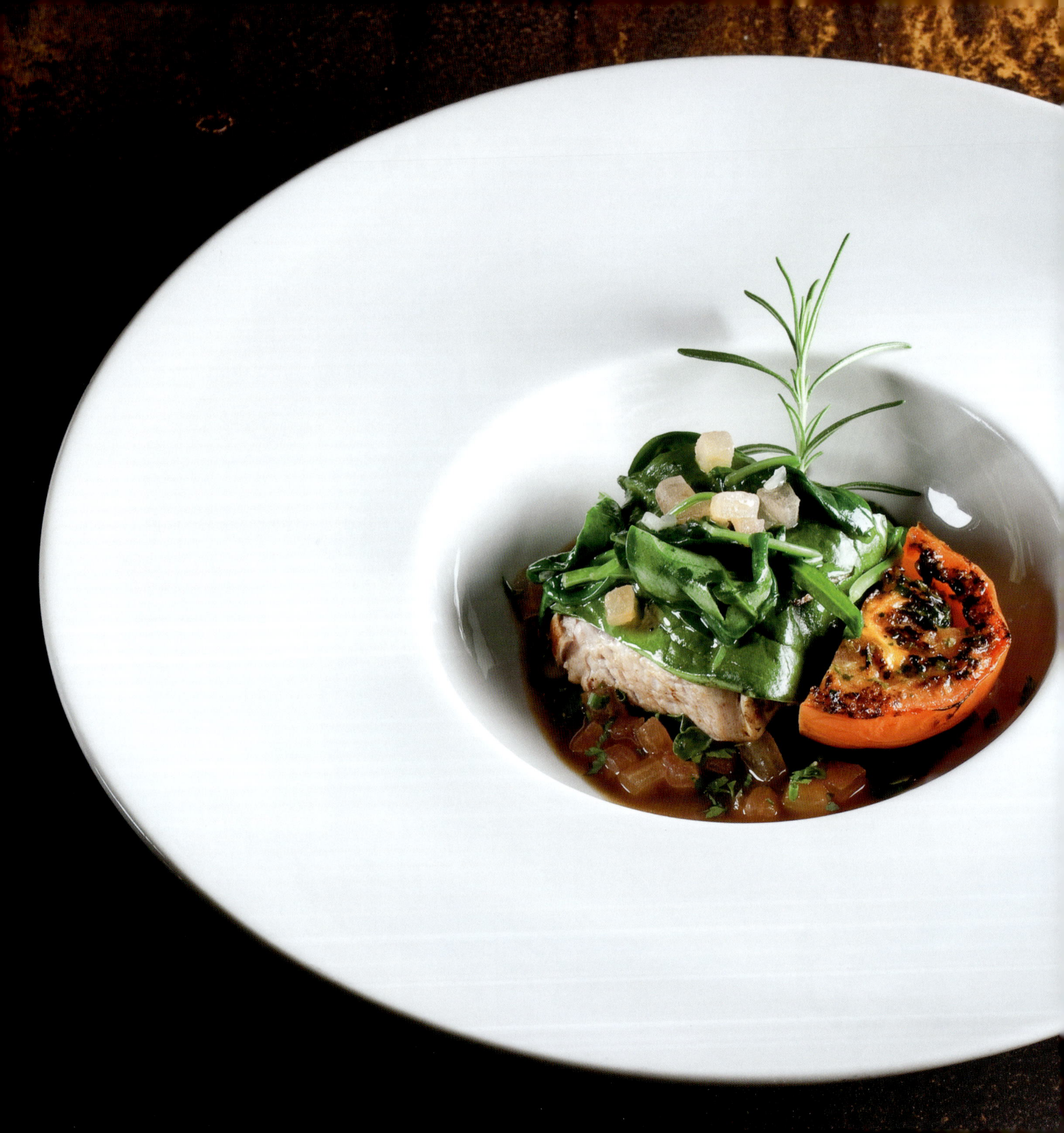

SCHWEINEFILET MIT KALBSBRÄT

IM MANGOLDMANTEL

Mangold ist ballaststoffreich, sein Nährstoffgehalt entspricht etwa jenem von Spinat, verwandt ist Mangold jedoch mit der Roten Rübe und der Zuckerrübe.

ZUTATEN

1 Schweinefilet (ca. 200 g)
Salz, Pfeffer
150 g Mangold
1 Kerbelzweig
¼ Bund Schnittlauch
1 Petersilienzweig
60 g feines Kalbswurstbrät
½ Eigelb
¼ EL Obers
2 Kirschtomaten
½ EL Olivenöl
1 Prise Zucker

Schweinefilet salzen und pfeffern. Mangold waschen, Stiele entfernen, in kochendem Salzwasser 1 Minute blanchieren, abschrecken und auf Küchenkrepp abtropfen lassen. Die Kräuter fein hacken, in eine Schüssel geben, mit dem Kalbswurstbrät, dem Eigelb und dem Obers vermischen, salzen.

Die Mangoldblätter auf eine Klarsichtfolie legen und mit der Brätmasse einstreichen, das Filet darauflegen. Die Blätter mit Hilfe der Folie fest um das Filet wickeln. Mangold-Schweinefilet-Rolle zusätzlich in Alufolie fest einwickeln und in leicht siedendem Wasser 20 Minuten pochieren.

Kurz vor Garende die halbierten Tomaten in Olivenöl anbraten, bis sie aufplatzen, mit Salz und Zucker würzen.

Mangold-Schweinefilet-Rolle aus dem Wasser nehmen, kurz ruhen lassen, dann in Scheiben schneiden und mit den gebratenen Tomaten servieren.

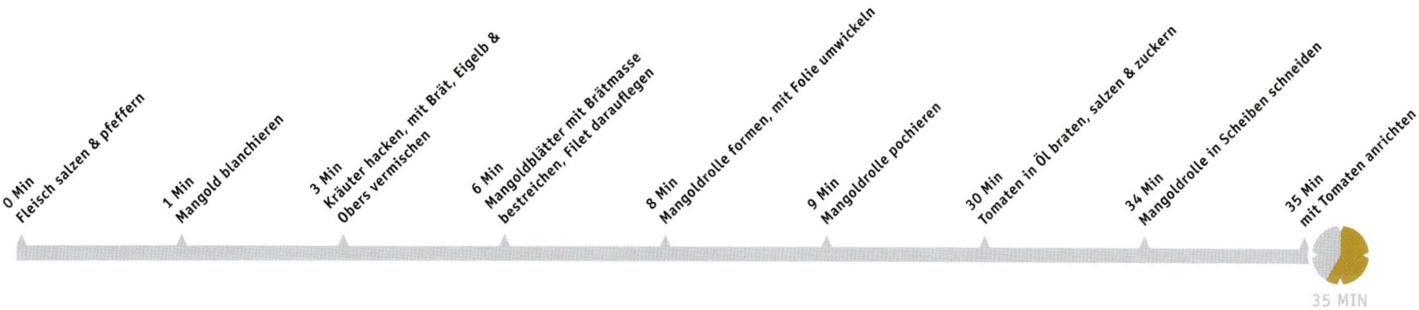

SCHWEINEMEDAILLONS
MIT APFELSAUCE

ZUTATEN

200 g Schweinefilet
1 kleiner Apfel
1 Schalotte
Öl zum Braten
Salz, Pfeffer
2 EL Magertopfen
1 TL Balsamico-Essig

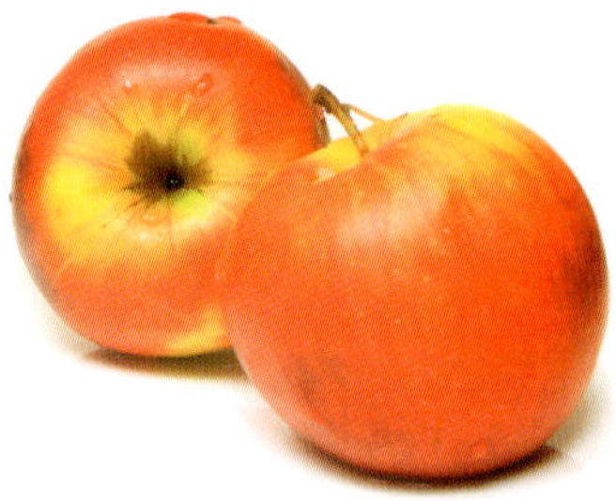

Schweinefilet in dicke Medaillons schneiden. Den Apfel schälen, vierteln, vom Kerngehäuse befreien und in dünne Scheiben schneiden. Schalotte schälen und in feine Ringe schneiden.

Etwas Öl in einer Pfanne erhitzen und die Schweinemedaillons darin von beiden Seiten scharf anbraten, dann salzen, pfeffern und herausnehmen.

Apfel und Schalotte ins Bratfett geben und für 5 Minuten andünsten, Magertopfen hinzufügen und 2 Minuten köcheln lassen, mit Salz, Pfeffer und Balsamico-Essig abschmecken.

Das Fleisch wieder in die Sauce geben und 2 Minuten ziehen lassen.

HEILBUTT
MIT KAROTTEN-TOMATEN-GEMÜSE

ZUTATEN

1 Heilbuttfilet ca. 160 g
Salz, Pfeffer
2 Karotten
2 Tomaten
Olivenöl
125 ml Gemüsesuppe
Petersilie und Schnittlauch

Backofen auf 200 °C vorheizen. Heilbuttfilet waschen, trocken tupfen, salzen und pfeffern. Karotten waschen, schälen und der Länge nach halbieren, Tomaten waschen und vierteln.

Eine große, ofenfeste Form mit Öl einstreichen, den Boden mit den Karottenhälften belegen. Das Filet auf die Karotten legen und die Tomatenviertel ebenfalls in die Auflaufform geben. Die Suppe über das Gemüse und den Fisch verteilen.

Alles gut salzen und pfeffern und die klein gehackten Kräuter über dem Gemüse und dem Fisch verteilen. Form in den vorgeheizten Ofen geben und 20–30 Minuten garen.

TINTENFISCH
UND KNOBLAUCH

ZUTATEN

300 g frische Tintenfischtuben
70 ml Olivenöl
10 g Petersilie gehackt
1 Knoblauchzehe
Salz, Pfeffer

Den Großteil des Öls in eine Tasse geben (den Rest zum Braten zurückbehalten). Petersilie und Knoblauch fein hacken und mit dem Öl in der Tasse vermischen.

Die Tintenfischtuben in heißem Öl ca. 4 Minuten braten, dann das Knoblauch-Petersilien-Öl-Gemisch dazugeben und für eine weitere Minute braten.

Nach Belieben mit Salz und Pfeffer abschmecken.

WALLERFILET
MIT ZUCCHINIPÜREE

ZUTATEN

200 g Wallerfilet
Salz, Pfeffer
1 Zucchini
Sonnenblumenkernöl
25 g Sonnenblumenkerne
25 ml Wasser (oder Gemüsesuppe)
1 Zitronenspalte

Wallerfilet waschen, trocken tupfen, salzen, pfeffern und beiseitestellen. Zucchini waschen, trocknen und in Stücke schneiden. In einem Topf Sonnenblumenkernöl erhitzen, Zucchiniwürfel und Sonnenblumenkerne darin scharf anbraten und mit dem Wasser ablöschen, 10 Minuten köcheln lassen.

In einer beschichteten Pfanne etwas Sonnenblumenkernöl erhitzen und das Wallerfilet darin von beiden Seiten scharf anbraten, den Fisch ca. 7 Minuten fertig braten.

Zucchini mit einem Stabmixer pürieren und mit Salz und Pfeffer abschmecken. Zucchinipüree auf einen Teller geben, den fertig gebratenen Fisch darauf anrichten, Zitronenspalte zum Fisch reichen.

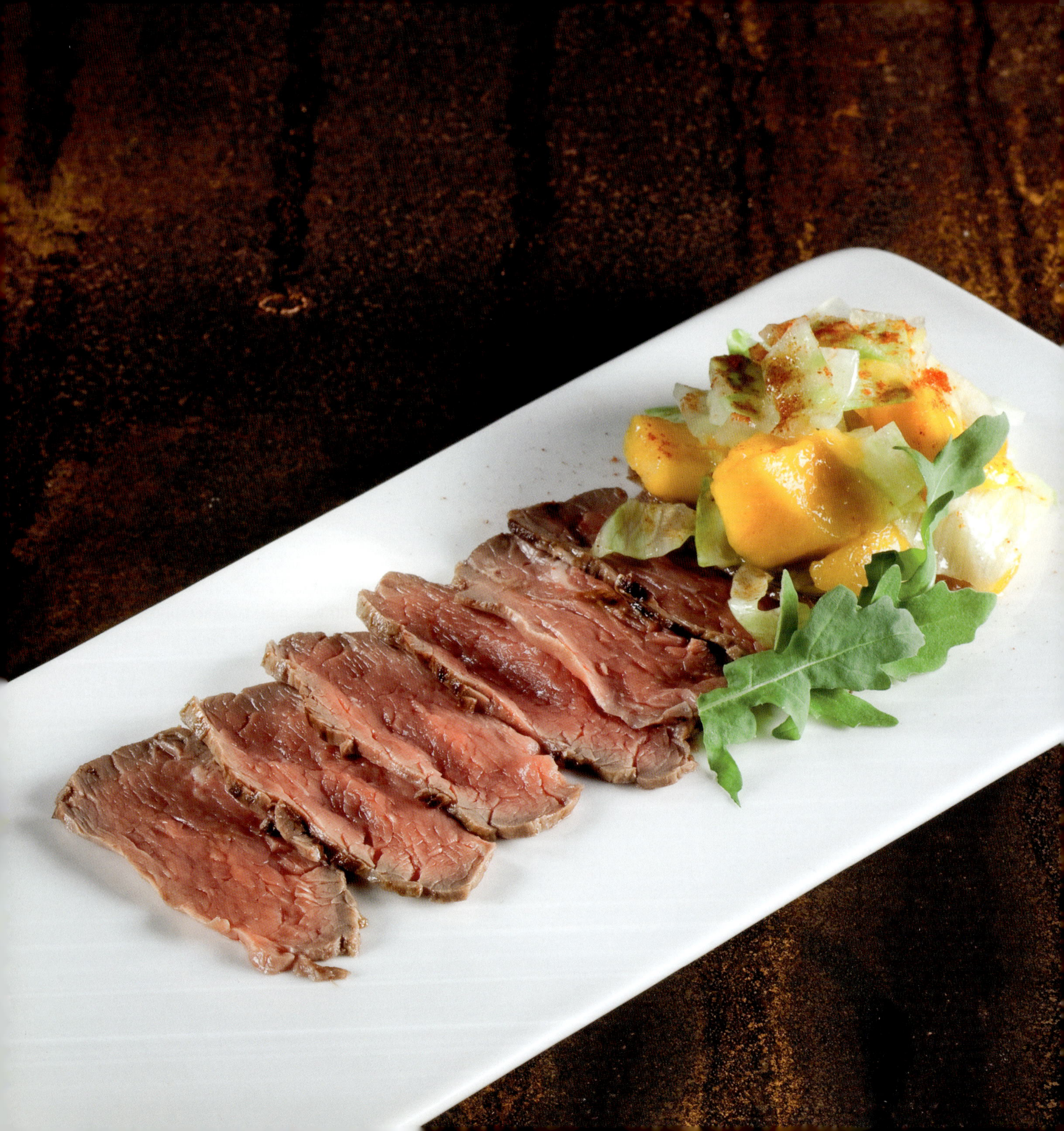

ROASTBEEF UND PAPAYA

AUF EISBERG-PEPERONI-SALAT

Papayas enthalten reichlich Vitalstoffe, Vitamine, Enzyme und Mineralstoffe, diese helfen unter anderem bei Verdauungsbeschwerden und bei Entzündungen.

ZUTATEN

150 g Roastbeef
100 g Eisbergsalat
½ Zwiebel
1 rote Peperoni
1 Papaya

Marinade
2 EL Weißweinessig
4 EL Sonnenblumenöl
2 EL Orangensaft
Salz, Tabasco
1 Prise Cayennepfeffer
1 Knoblauchzehe

Roastbeef in feine Scheiben schneiden, diese auf dem Teller dekorativ auflegen.

Salat waschen, putzen und abtropfen lassen. Zwiebel schälen, Salat und Zwiebel in feine Streifen schneiden. Peperoni waschen, putzen, entkernen und in dünne Ringe schneiden. Essig, Öl, 1 EL Orangensaft, etwas Salz, Tabasco, Cayennepfeffer und gepressten Knoblauch miteinander verrühren. Die Marinade mit Salat, Zwiebel und Peperoni mischen und den Salat auf dem Teller anrichten.

Die Papaya halbieren, entkernen und schälen. Eine Hälfte in Würfel schneiden, diese auf dem Eisberg-Peperoni-Salat verteilen.

Die restliche Papayahälfte mit 1 EL Orangensaft pürieren, mit etwas Salz und Tabasco abschmecken, Salat damit beträufeln.

Tipp: Roastbeef bekommt man fertig beim Fleischhauer, man kann es jedoch auch selbst zubereiten.

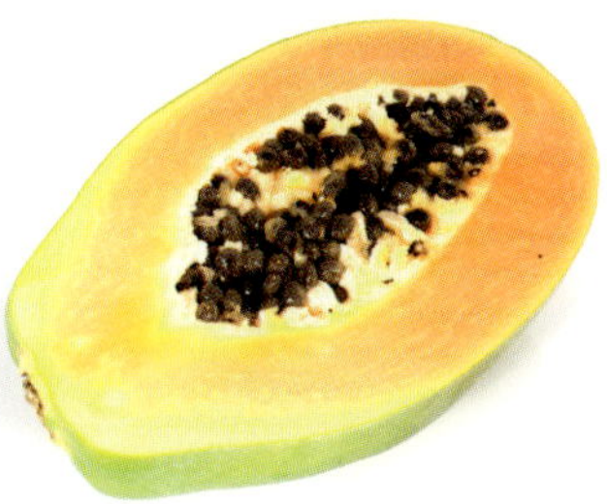

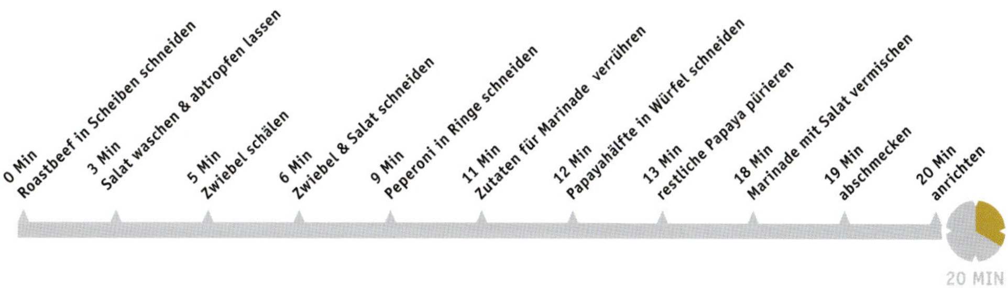

RINDERFILET
AUF ZITRONENGRAS-SPIESS

ZUTATEN

200 g Rinderfilet (oder Rinderrücken)
1 Zitronengrasstängel
½ Knoblauchzehe
½ TL Ingwer, gerieben
2 EL Öl
1 EL Sojasauce
Salz, Pfeffer

Rinderfilet in nicht zu kleine Würfel schneiden. Zitronengras der Länge nach halbieren. Fleisch auf das Zitronengras aufspießen.

Knoblauch und Ingwer schälen und hacken, mit Öl, Sojasauce, Salz und Pfeffer verrühren. Die Spieße darin mindestens 30 Minuten marinieren.

Spieße in einer beschichteten, erhitzten Pfanne (ohne zusätzliches Öl) rundherum braten und sofort servieren.

Tipp: Eignet sich auch perfekt als Partyhappen. Wer es schärfer mag, gibt zusätzlich etwas gehackte Chilischote in die Marinade.

RED SNAPPER
AUF SZEGEDINER KRAUT

ZUTATEN

¼ Zwiebel
½ rote Paprikaschote
½ Knoblauchzehe
1 EL Tomatenmark
100 ml Gemüsesuppe
¼ Kopf Weißkraut
1 TL edelsüßes Paprikapulver
Salz, Pfeffer
1 Prise Kümmel
1 Red Snapper (ca. 170 g)
Öl zum Braten
Rosmarin und Thymian

Zwiebel und Paprikaschote in kleine Würfel schneiden und mit ein wenig Knoblauch und Öl in einer Pfanne anschwitzen. Danach Tomatenmark hinzufügen und mit der Hälfte der Gemüsesuppe aufgießen.

In einem Topf mit Öl das dünn geschnittene Weißkraut anschwitzen und salzen. Anschließend mit der restlichen Gemüsesuppe aufgießen und etwas Paprikapulver hinzufügen. Das Kraut so lange köcheln lassen, bis es bissfest ist. Wenn das Kraut noch zu hart ist, eventuell etwas Wasser nachgießen und wieder einreduzieren lassen. Zum Schluss mit Salz, Pfeffer und Kümmel abschmecken.

In einer Pfanne mit Öl den Red Snapper auf der Hautseite mit den fein gehackten Kräutern glasig braten.

SCHWEINEFILET
UND SPINAT

ZUTATEN

150 g Schweinefilet
Salz, Pfeffer
Thymian, Majoran
1 EL Öl
80 g frischer Blattspinat
½ Zwiebel
½ Knoblauchzehe
½ EL Crème fraîche
Muskat, gemahlen

Backofen auf 160 °C vorheizen. Schweinefilet mit Salz, Pfeffer, Thymian und Majoran würzen, in erhitztem Öl anbraten, in eine Auflaufform geben und im Backofen ca. 10 Minuten bei 140 °C weitergaren.

Spinat waschen und in dem verbliebenen Bratfett mit der klein geschnittenen Zwiebel andünsten. Zerdrückte Knoblauchzehe dazugeben, mit Crème fraîche verfeinern und mit den Gewürzen abschmecken.

Fleisch in Scheiben schneiden, mit dem Spinat servieren.

Tipp: Spinat nicht zu lange dünsten, da er sonst die Farbe und den Geschmack verliert.

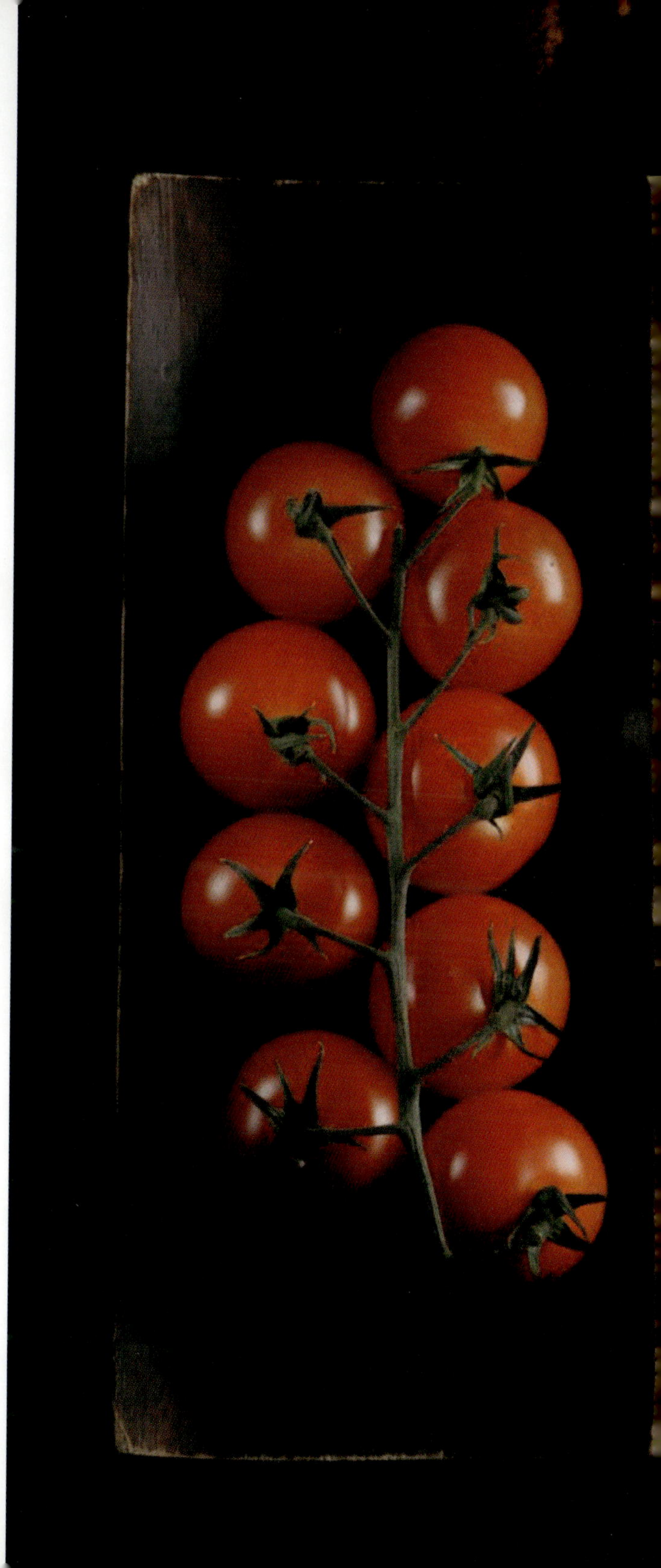

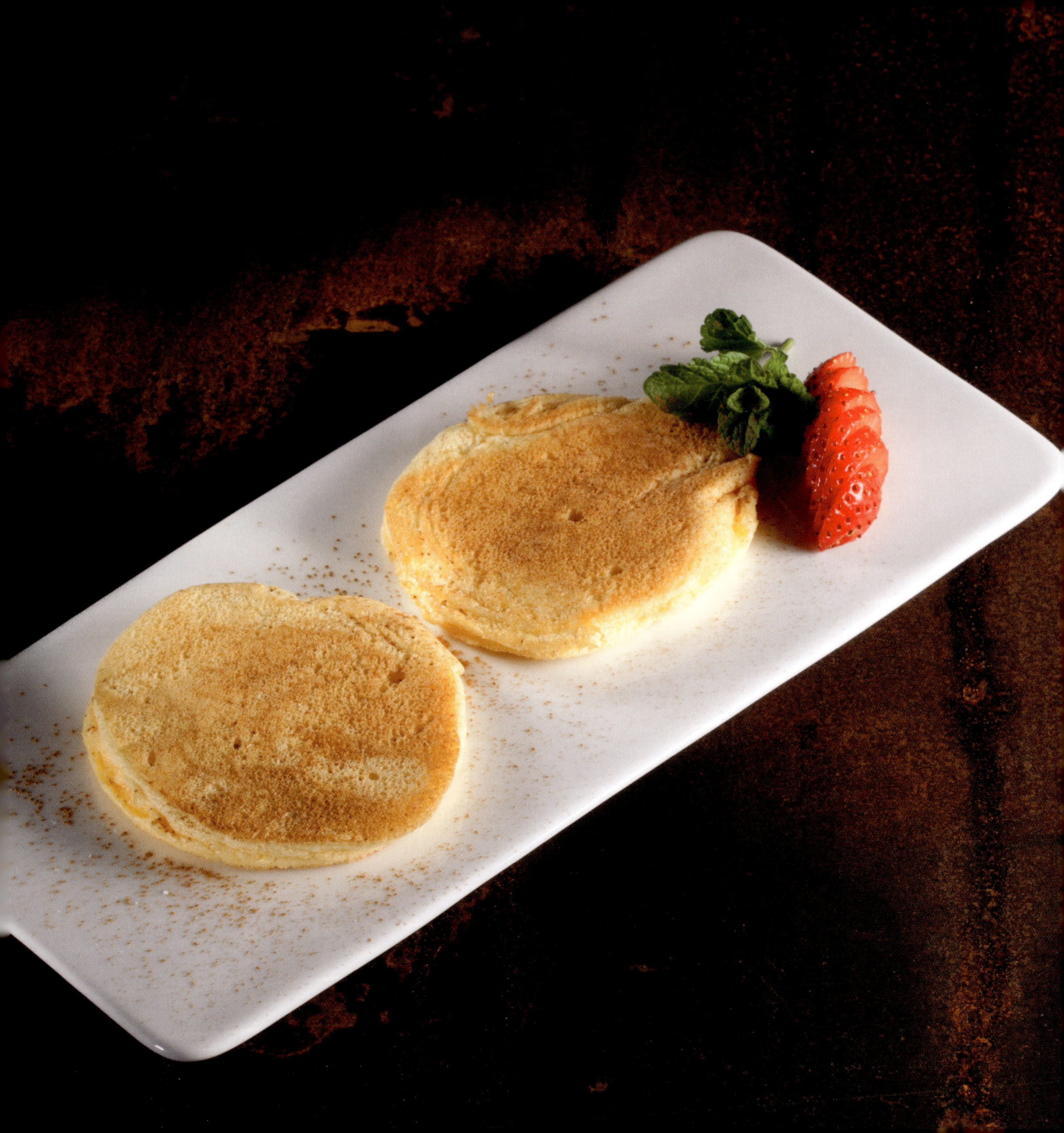

DESSERTS

Logischerweise beschränkt sich die Auswahl an Desserts aufgrund des Verzichts auf Kohlenhydrate großteils auf Obst, Topfencremes und Ähnliches. Aber da es ja jede Woche einen Schlemmertag gibt, müssen Sie nicht gänzlich auf Mehlspeisen verzichten!

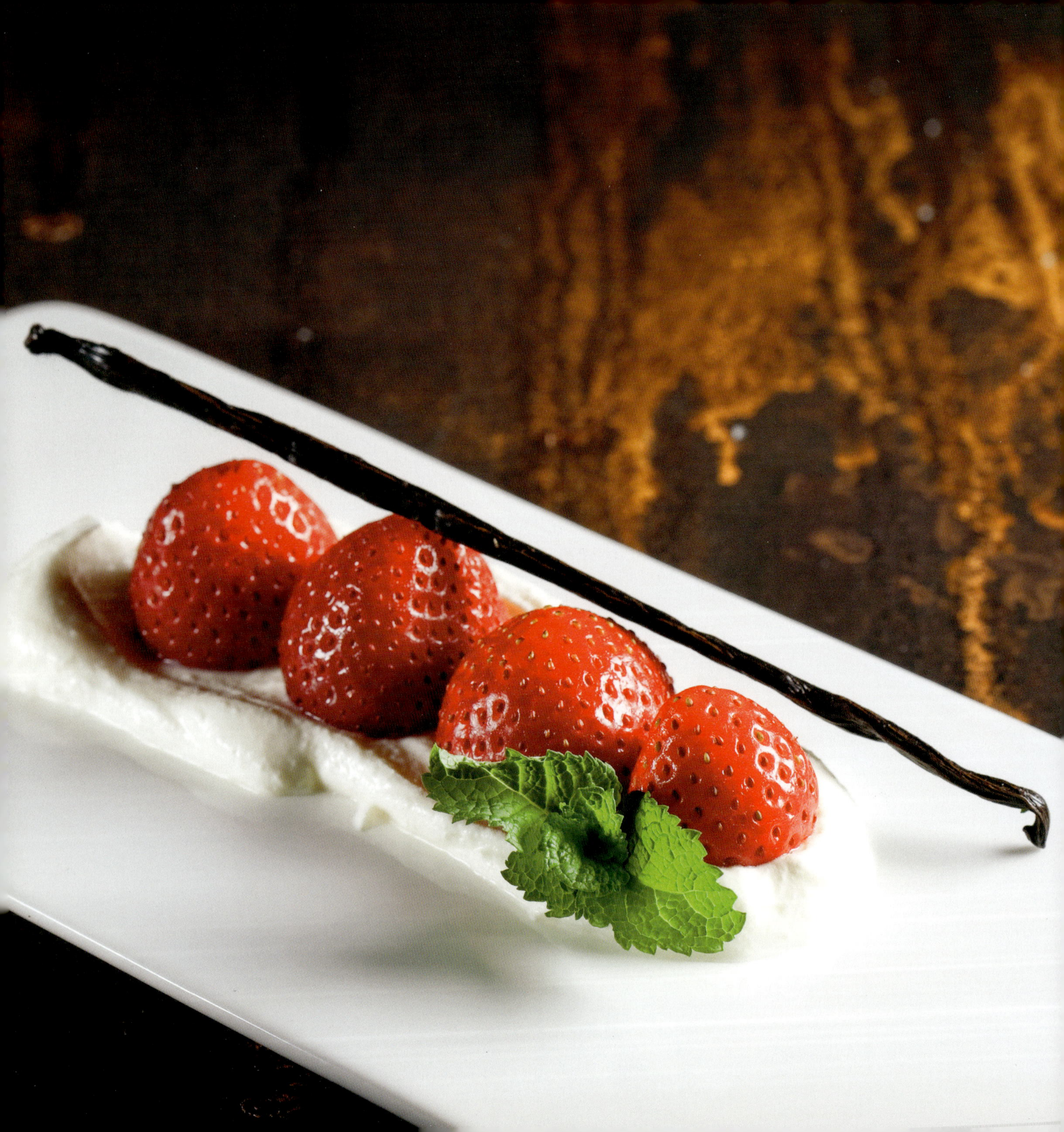

MAGERTOPFEN

UND VANILLE-ERDBEEREN

Erdbeeren sind gesund, sie enthalten viel Vitamin C, wirken entschlackend und harntreibend.

ZUTATEN
FÜR 2 PORTIONEN

150 g frische Erdbeeren
500 g Magertopfen
1 Vanilleschote
100 ml Milch
etwas flüssiger Süßstoff

Die Erdbeeren waschen und vierteln. Topfen, Milch und Süßstoff zu einer homogenen Masse verrühren und das ausgekratzte Mark der Vanilleschote hinzugeben. Dann die Erdbeeren vorsichtig unterheben.

Tipp: Man kann auch Tiefkühl-Erdbeeren verwenden. Wem es nicht süß genug ist: einfach flüssigen Süßstoff hinzugeben. Dieses Dessert schmeckt auch mit Apfel, Brombeeren oder Trauben phantastisch.

Tipp: Dank der Proteine im Magertopfen sind Früchte (nicht zu viel und richtig kombiniert) kein Problem für genussvolles Abnehmen.

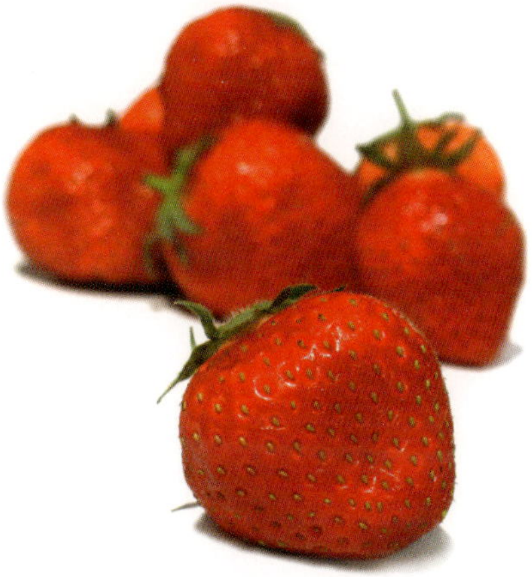

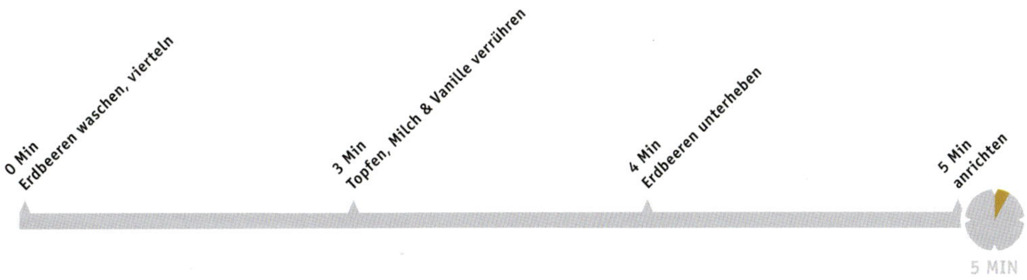

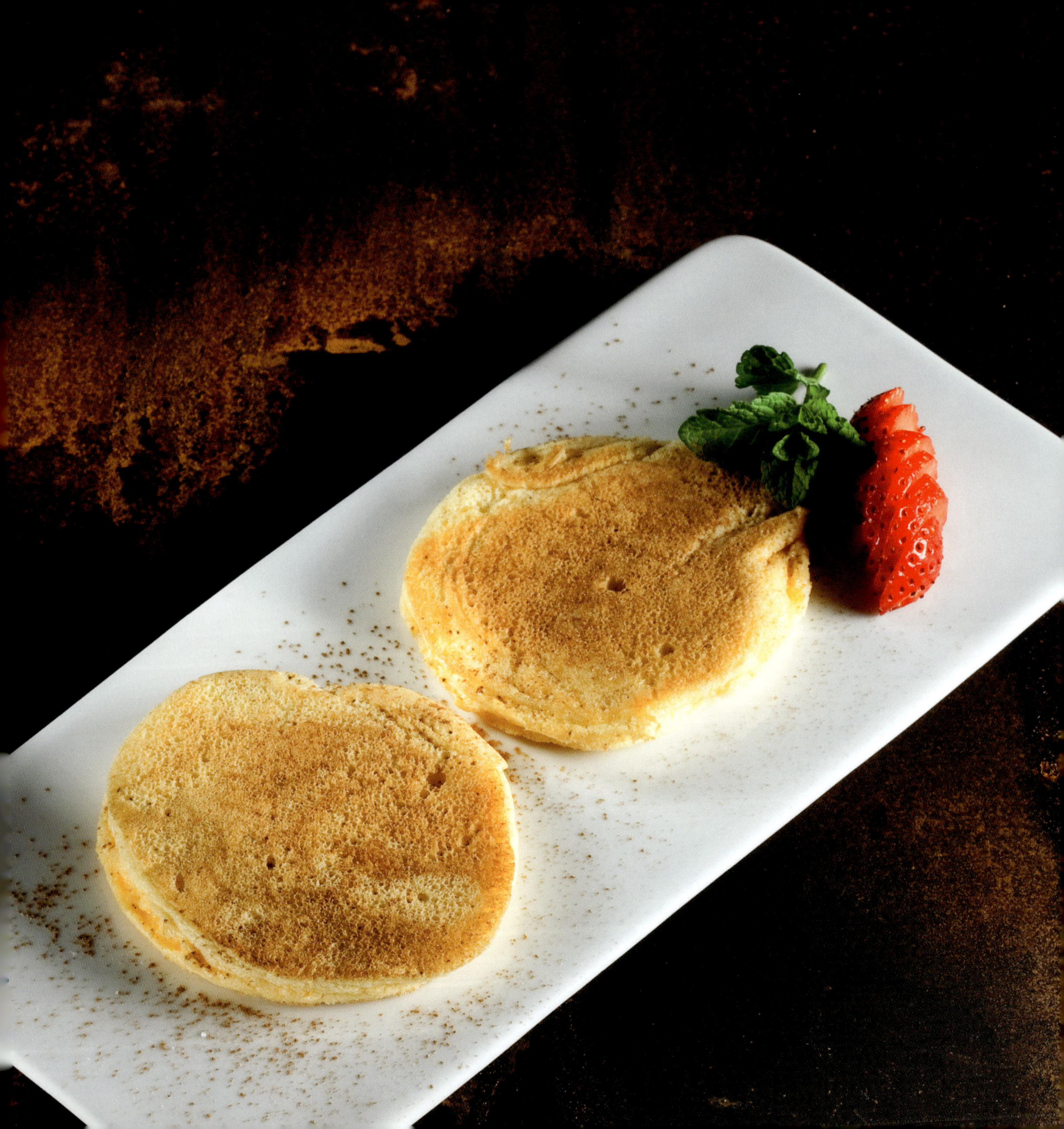

VANILLEWAFFELN

MIT LIMETTEN-ERDBEEREN

Die mit Limettensaft gesäuerten Erdbeeren verleihen dieser Süßspeise eine angenehme Frische.

ZUTATEN

3 Erdbeeren
1 Spritzer Limettensaft
3 Eier
100 g Margarine
Vanillearoma
5 EL Eiweißpulver
etwas Öl zum Backen

Erdbeeren vierteln, mit Limettensaft beträufeln und etwas ziehen lassen. Die Eier im Mixer mit der Margarine verrühren, Vanillearoma und Eiweißpulver hinzumischen.

In einer Pfanne das Öl erhitzen, mit einem Schöpfer die Masse portionsweise (in kleinen Kreisen) in die Pfanne gießen, die Waffeln auf beiden Seiten goldgelb backen.

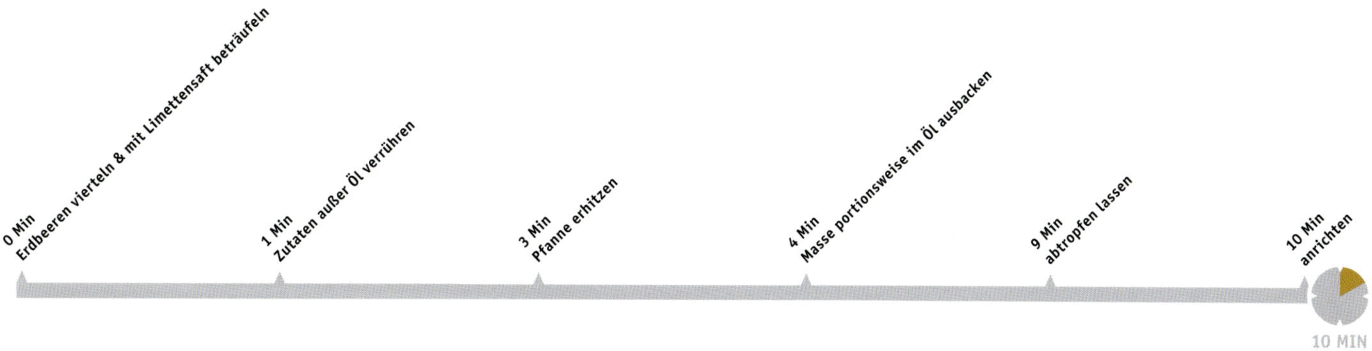

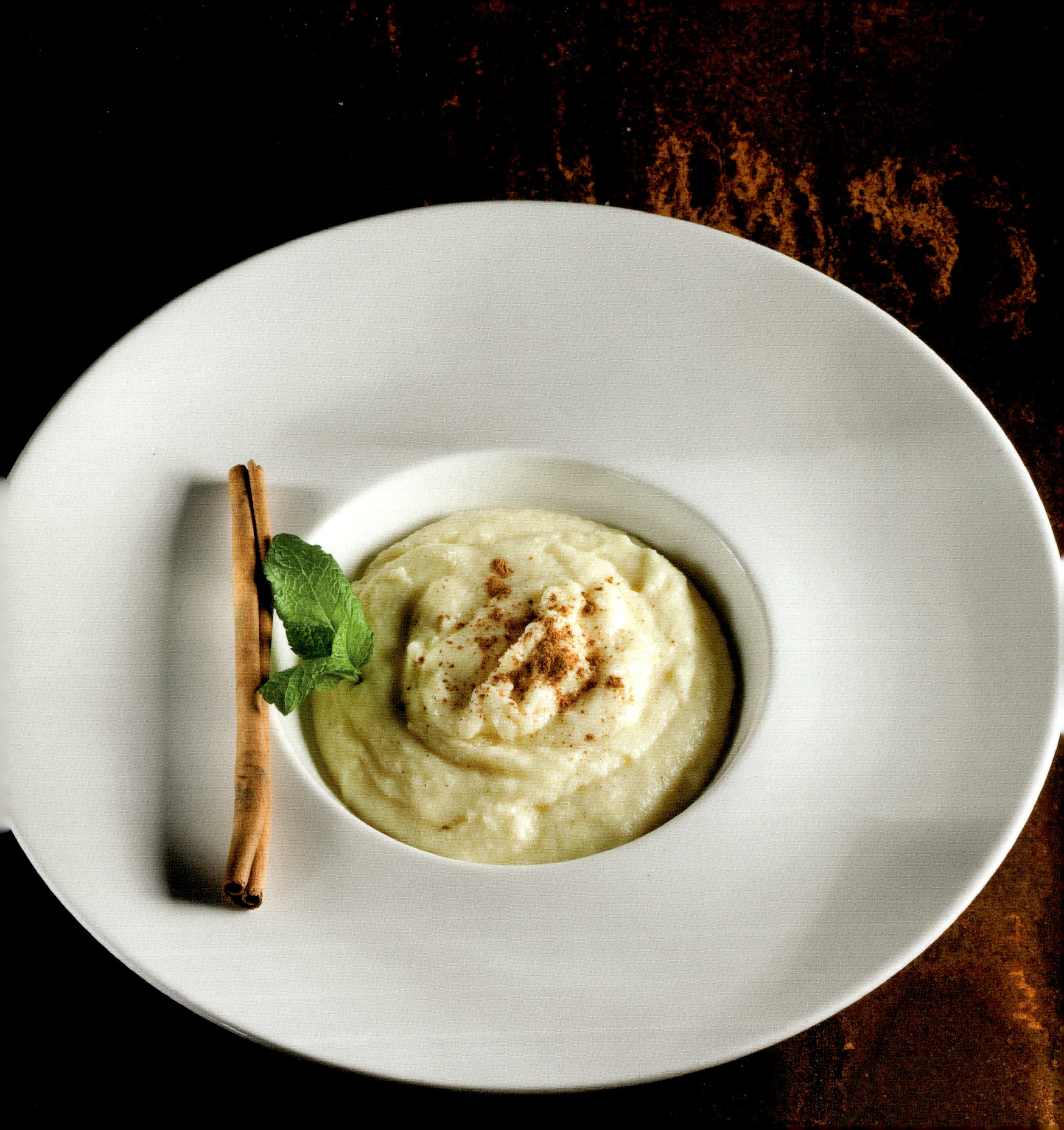

GRIESSBREI

MIT VANILLE-ZIMT-GESCHMACK

Ein wunderbares Dessert
für einen Schlemmertag!

ZUTATEN

200 ml Sojamilch (ohne Zuckerzusatz)
1 Vanilleschote
1 g Johannisbrotkernmehl
100 ml Wasser
25 g Bio-Vollkorn-Dinkelgrieß
1 Prise Salz
etwas Süßstoff
1 TL Zimtpulver
Minzeblätter zum Garnieren

Sojamilch in einen Topf geben, die Vanilleschote längs halbieren und das Mark auskratzen, Schote und Vanillemark zur Sojamilch geben und erwärmen, dann die Schote herausnehmen.

Das Johannisbrotkernmehl in kaltem Wasser auflösen und zur Milch geben, unter ständigem Umrühren nun auch den Grieß und eine Prise Salz einrühren, ständig mit dem Schneebesen umrühren und aufkochen lassen.

Die Temperatur reduzieren und weitere 5 Minuten ziehen lassen, nach Belieben süßen.

Den dickflüssigen Brei anrichten, mit Zimtpulver bestreuen und mit Minze garnieren.

Tipp: Eventuell mit ein paar Mandeln garnieren.

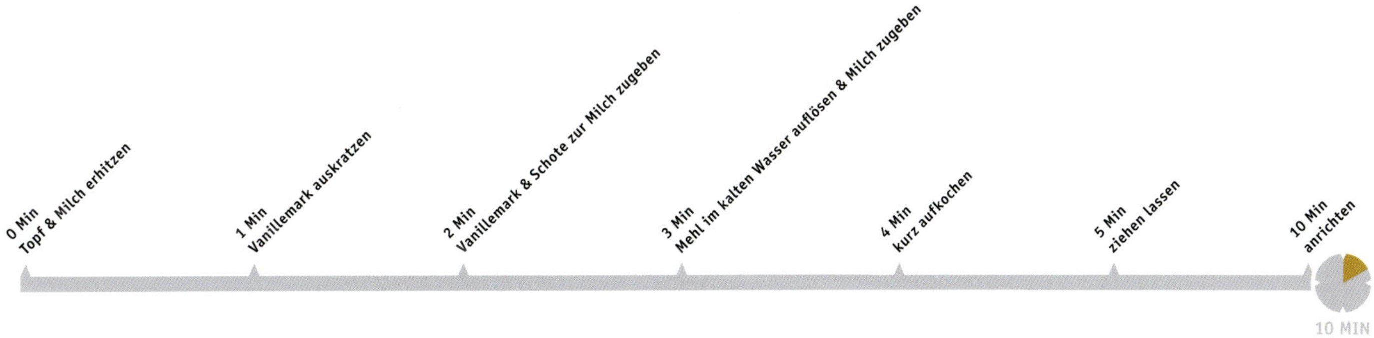

FRAGEN & ANTWORTEN

Was macht die Haiges-Methode zu etwas Besonderem?

Die Rezepte sind vielseitig und genussvoll. Angefangen bei einfachen Snacks, die innerhalb von Minuten genussfertig sind, bis hin zu eleganten Gerichten für besondere Abende hat Haubenkoch Philipp Haiges alles eigens für die „Haiges-Methode" ersonnen.

Tipps und Tricks zur Zubereitung ergänzen die Rezepte, und sollte wirklich einmal etwas nicht klappen, berät Sie Haubenkoch Philipp Haiges gerne persönlich. haiges-methode.com – Zugangscode: genussvoll-abnehmen

Was macht die Haiges-Methode zu etwas Neuem?

LowFat-Diäten sind allgemein bekannt. Der Verzicht beziehungsweise der mäßige Umgang mit Kohlenhydraten weniger. Das Spezielle daran ist, dass man bei diesen Rezepten Ideen vermittelt bekommt, wodurch man Kohlenhydrate ersetzen kann und trotzdem satt wird.

Ist die Haiges-Methode für jeden geeignet?

Ja, die Methode kann im Grunde jeder gesunde Erwachsene anwenden. Generell empfiehlt es sich jedoch, jede Ernährungsumstellung mit einem Arzt abzusprechen.

Ist sie für Allergiker geeignet?

Ja, aber natürlich muss jeder auf Zutaten achten, die er nicht essen darf, und im Notfall durch andere ersetzen. Für solche Fälle kann Philipp Haiges kontaktiert werden und Alternativen vorschlagen.

Beeinflusst/beeinträchtigt die Haiges-Methode die Gesundheit?

Bei gesunden Menschen hat die Diät keinen Einfluss auf die Gesundheit. Sie kann anfangs zu launischen Reaktionen führen, bis sich der Körper daran gewöhnt. Dies pendelt sich allerdings nach etwa einer Woche wieder ein.

Hat die Haiges-Methode negative Begleiterscheinungen (wird man energielos, schwach ...)?

Nein, die Diät hat keine negativen Begleiterscheinungen. Man wird sich fitter fühlen und auch merken, dass man leistungsfähiger wird, sogar „Leistungstiefs" nach dem Essen treten seltener auf oder verschwinden gänzlich.

Was ist mit Sport, funktioniert die Haiges-Methode auch ohne?

Ja, die Methode funktioniert auch ohne Sport, aber körperliche Betätigung ist für die Gesundheit generell wichtig. Es sollte im eigenen Interesse liegen, sich regelmäßig zu bewegen.

Ist es eine Diät oder eine generelle Ernährungsumstellung?

Es handelt sich eher um eine generelle Ernährungsumstellung – wenn nicht sogar um ein neues Lebensgefühl. Die Gerichte sind abwechslungsreich und führen dem Körper alle Nährstoffe zu, die er braucht. Dadurch bereitet es kaum Schwierigkeit, sich daran zu halten.

FRAGEN & ANTWORTEN

Tritt der Jojo-Effekt ein?

Dadurch, dass man nie hungert und immer genug Proteine zu sich nimmt, gibt es so gut wie keinen Jojo-Effekt.

Wie sieht es mit Alkohol aus?

Alkohol hat generell sehr viele Kalorien und einen negativen Effekt auf die Fettverbrennung! Alkohol sollte deshalb vor allem in der Anfangsphase vermieden werden. Nach den ersten Wochen erlaubt die „HAIGES-METHODE" Schlemmertage, im Zuge derer auch Alkohol konsumiert werden kann.

Funktioniert sie für Mann und Frau gleich?

Bei dieser Ernährungsform wird nicht geschlechtsspezifisch unterschieden.

Sollte man Nahrungsergänzungsmittel zusätzlich einnehmen?

Man kann zusätzlich Proteinpulver verwenden. Zudem sind Lachsölkapseln eine gute Nahrungsergänzung. Grundsätzlich kann man aber aufgrund der Vielseitigkeit der einzelnen Mahlzeiten auf sämtliche Zusatzmittel verzichten.

Wie viele Kilo pro Woche nimmt man ungefähr ab?

Das ist sehr individuell. Manche nehmen in der ersten Woche viel ab, andere brauchen 2–3 Wochen. Man wird sich aber spätestens nach 3 Wochen besser fühlen und auch den Gewichtsverlust merken. Fakt ist, dass man innerhalb weniger Wochen viele Kilos abnimmt und es kein Problem darstellt, das Gewicht dann auch zu halten.

Sind die Zutaten für die entsprechenden Rezepte erschwinglich und in normalen Supermärkten erhältlich?

Ja, auf jeden Fall. Es kann jeder selbst entscheiden, wo er welche Zutaten kauft, ob in einem Gourmetladen oder beim Discounter. Es ändert sich vielleicht die Qualität der Gerichte, aber sicher nicht ihre Wirkung.

Sind die Rezepte zeitaufwändig?

Bei den Haiges-Rezepten wird darauf geachtet, für jede Situation viele geschmackvolle Alternativen parat zu halten. Einige Gerichte sind in nur wenigen Minuten genussfertig und somit ideal für die Mittagspause oder als schneller Snack zwischendurch. Andere benötigen mehr Zeit. Generell sind die Rezepte aber einfach gehalten und begeistern eben gerade durch ihre Simplizität.

Warum soll man dafür bezahlen?

Für einen monatlichen Beitrag erhalten Sie auf der Homepage www.haiges-methode.com eine „Rundumbetreuung": Sie bekommen hochwertige und geschmackvolle Rezepte zum Nachkochen, Informationen, wie man Gewicht verlieren kann, sowie ein Forum mit Gleichgesinnten. Der größte Pluspunkt ist jedoch, dass Sie sich bei Fragen jederzeit an Philipp Haiges wenden können. Sie werden individuell unterstützt und persönlich betreut. Mit dem Erwerb dieses Buches ist für Sie der erstmalige Monatsbeitrag reduziert. haiges-methode.com – Zugangscode: genussvoll-abnehmen

ALLE GERICHTE IM ÜBERBLICK

ERKLÄRUNG

Beiried (Teilstück vom Rind zwischen Hochrippe und Hüfte; auch Roastbeef, Zwischenrippenstück)

Eierschwammerln (Pfifferlinge)

Faschiertes (Hackfleisch)

Fisolen (grüne Bohnen)

Magertopfen (Magerquark)

Nuss (Teilstück der Schweinekeule, zartes und mageres Fleisch)

Obers (Sahne)

Rahm (Sahne)

Rote Rüben (Rote Bete)

Sauerrahm (saure Sahne)

Schwammerln (Pilze)

Tafelspitz (Teilstück der Rinderkeule)

Tandoori (Indische Gewürzmischung)

Vogerlsalat (Feldsalat)

Weißkraut (Weißkohl)

Wirsing (Kohl)

Die Ausrede „Keine Zeit zum Kochen“ gilt nicht. Viele Gerichte lassen sich sehr schnell zubereiten, viele eignen sich gut zum Vorbereiten.

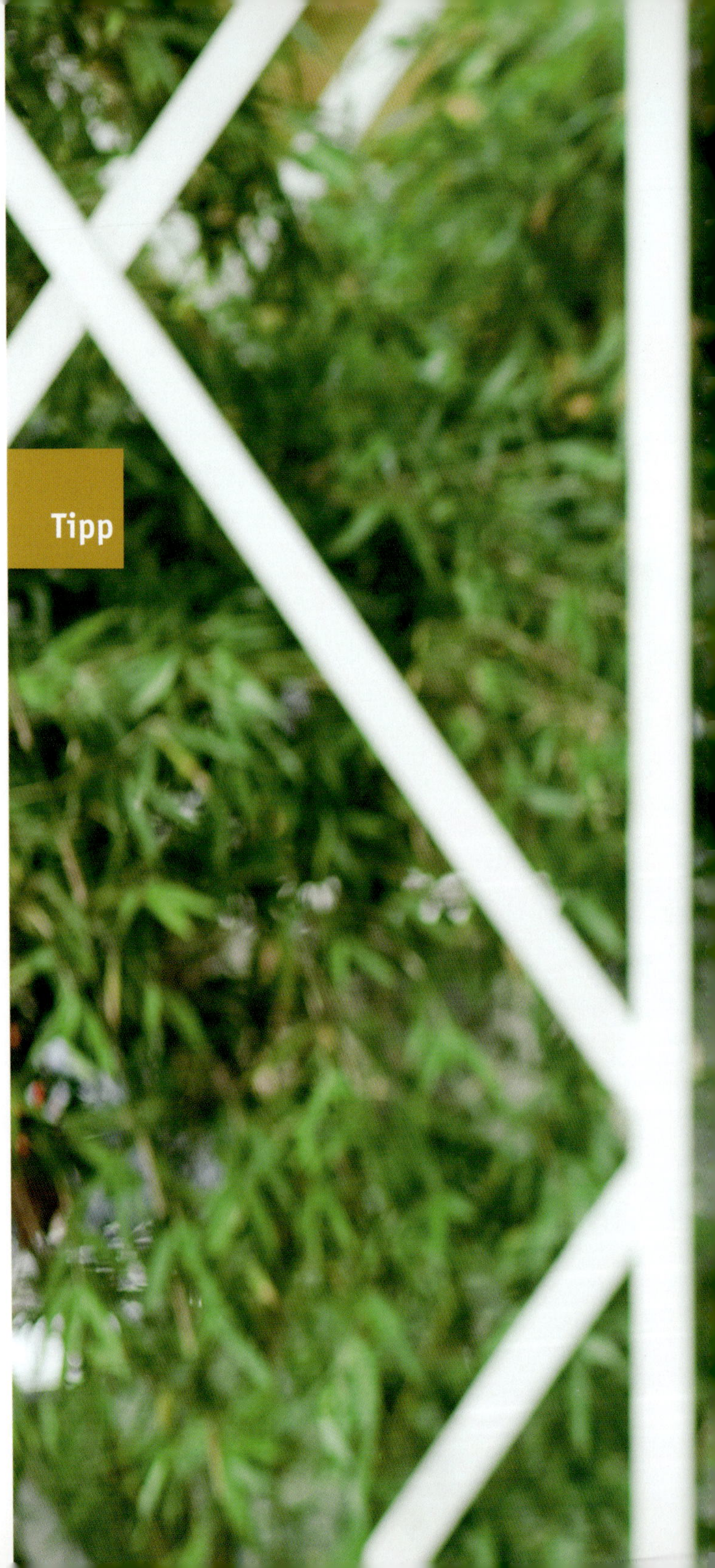

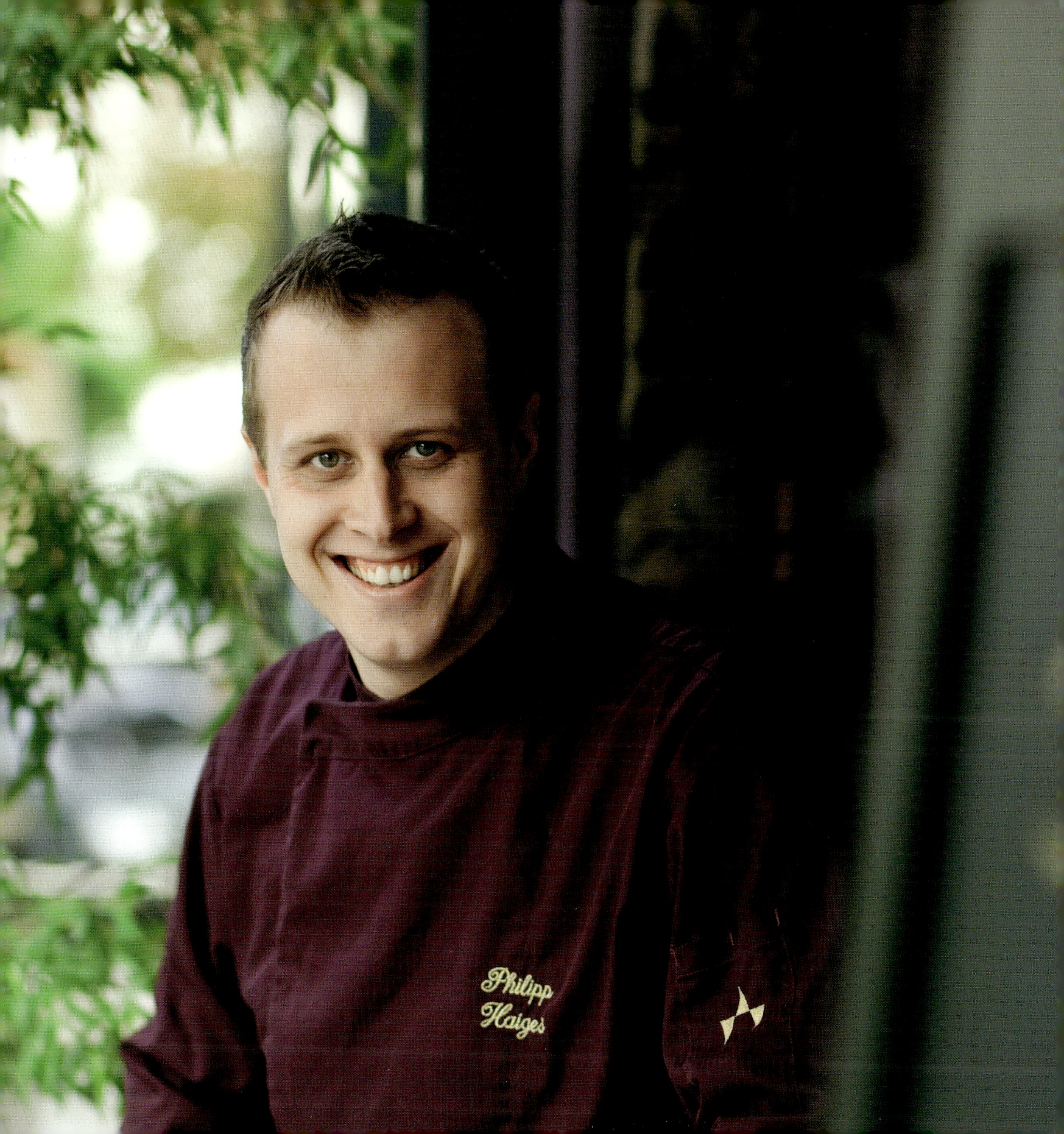
Philipp
Haiges